张俊莉 主编

U0290739

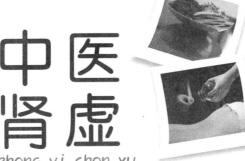

中医肾虚

zhong yi shen xu

zi wo tiao yang

自我调养

西安交通大学出版社
XI'AN JIAOTONG UNIVERSITY PRESS

图书在版编目(CIP)数据

中医肾虚自我调养/张俊莉主编.—西安:西安交通大学出版社，
2013.2

ISBN 978-7-5605-4455-7

Ⅰ.①中… Ⅱ.①张… Ⅲ.①肾虚-中医治疗法 Ⅳ.①R256.5

中国版本图书馆 CIP 数据核字(2012)第 163920 号

书 名	中医肾虚自我调养	
主 编	张俊莉	
责任编辑	秦金霞	

出版发行　西安交通大学出版社
　　　　　（西安市兴庆南路 10 号　邮政编码 710049）
网　址　http://www.xjtupress.com
电　话　(029)82668357　82667874(发行中心)
　　　　　(029)82668315　82669096(总编办)
传　真　(029)82668280
印　刷　陕西元盛印务有限公司

开　本　727mm×960mm　1/16　印张 12.125　字数 152 千字
版次印次　2013 年 2 月第 1 版　　2013 年 2 月第 1 次印刷
书　号　ISBN 978-7-5605-4455-7/R·239
定　价　25.80 元

读者购书、书店填货、如发现印装质量问题，请与本社发行中心联系、调换。
订购热线：(029)82665248 (029)82665249
投稿热线：(029)82668502
读者信箱：xjtu_mpress@163.com

　　中医认为，肾的健康程度标志着人的生命力的强弱。肾气虚弱，功能减退时称其为肾虚，肾虚不仅是肾脏、泌尿器官、生殖器、副肾等脏器的衰竭，更是整个身体的衰竭。可能有人会说，随着年龄的增长，肾虚是必然现象。但需要说明的是，肾虚是可以改变的，生活中有很多人看上去没有一点朝气，体力下降容易疲劳，实际上这往往是由于肾虚引起，通过科学补肾，便可迅速恢复生机。

　　肾虚虽然是一种人的衰老现象，但需要说明的是一些四五十岁本应与衰老无缘的人却出现了肾虚的症状，尤其令人担忧的是二十多岁患有肾虚的人大幅增加。职业女性铆足劲儿工作是件好事，但是把月经不调、严重的痛经当成工作压力、不规则的生活所引发的职业病来处理就不合适了。患有子宫肌瘤和子宫内膜炎的年轻女性增多了，有人认为这也是工作强度大造成的，实际上这有可能是肾虚的不良后果，这不仅仅是健康程度低下的问题，更是严重的生命力低下的问题。

　　肾的衰弱会导致腰腿的不便，出现腰痛、膝痛、腿抽筋等症状。因腰腿的机能同眼睛的机能呈正比关系，因此同时还会出现老花眼、白内障、绿内障等症状。也就是说，肾虚是衰老的现象之一。中医还认为，肾如果能健康运转，其所在的下腹会变暖；如果下腹变冷，就意味着肾机能的低下。

　　如果男性患了肾虚证，还会出现勃起障碍、无精子症、尿频等症状。年轻人患肾虚，最严重的问题是会造成生殖能力下降。肾虚的症状在脑力方面表现为记忆力下降，记忆力减退，注意力不集中，精力不足，工作效率降低；在情志方面表现为情绪不佳，情绪常难以自控，头晕，易怒，烦躁，焦虑，抑郁等；在意志方面表现为缺乏自信，信心不足，工作没热情，生活没激情，没有目标和方向；在泌尿方面表现为尿频，尿等待，小便清长等；肾虚的症状还可能有早衰，健忘失眠，食欲不振，骨骼与关节疼痛，腰膝酸软，不耐疲劳，乏力，视力减退，听力衰减，头发脱落或须发早白，牙齿松动易落等。肾虚还可导致人容颜早衰，如眼袋，黑眼圈，肤色晦暗无光泽，肤质粗糙、干燥，出现皱纹，色斑，中年暗疮，肌肤缺乏弹性，嗓音逐渐粗哑，女性乳房开始下垂，腰、腹脂肪堆积，男性早秃等。

当然，肾虚已引起许多人的注意，不过在补肾的方法上，由于肾有阴虚、阳虚、精虚、气虚的不同，补肾就有补肾阳、滋肾阴、益肾气、填肾精等不同的途径和不同的用药。然而在当前却有一种错误趋向，即保健品中以补虚为主，补虚以补肾为主，补肾又以补肾阳为主，从而导致补肾壮阳之品被滥用。

本书从中西医对肾的认识入手，全书分为四章，是特别献给肾虚患者的一本健康宝典，书中深入浅出地阐明了肾虚的医学原理，并列举了肾虚患者日常生活中的诸多适宜与禁忌，还详尽地介绍了许多对肾虚行之有效的保健疗法。书中将深奥、专业的肾虚医学理论以简单易懂的方式呈现出来，但又不失科学性。希望您阅读完此书后，能在日常生活起居中身体力行书中的建议。本书是肾虚患者居家生活保健的必备良书！

编者

2012 年 12 月 25 日

目 录 contents

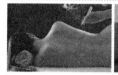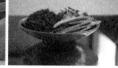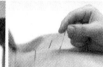

第二章 饮食是补肾养生的最佳选择

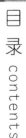

目录 contents

目录 contents

第四章　补肾要学会常用中药的使用

附录　补肾固精需要注意的小事项

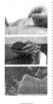

目录 contents

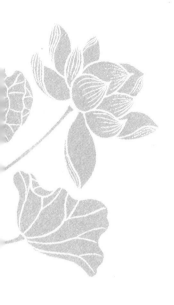

第一章
西医的肾与中医的肾

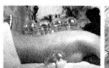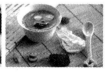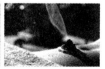

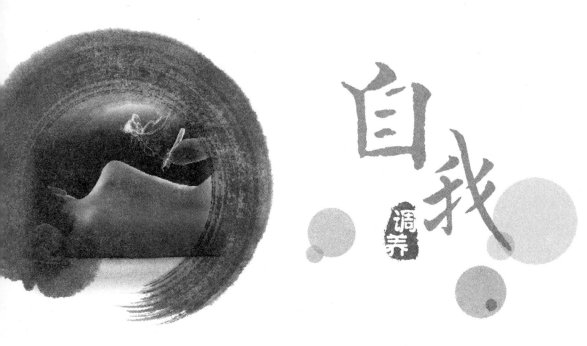

一、西医的肾脏解剖概念

每个正常人都有两个肾脏,形似蚕豆,但要比蚕豆大得多。一般人都没有见过自己或别人的肾脏,但多数人都见到过动物的肾脏,也就是"腰子",其实人的肾脏和其他动物的如猪、羊的肾脏"长得非常相似"。肾脏为实质器官,其内部结构大体上可分为肾实质和肾盂两部分。肾单位是肾脏结构和功能的基本单位,每个肾脏约有 100 万～200 万个肾单位,每个肾单位都由一个肾小体和一条与其相连通的肾小管组成。每个肾小体包括肾小球和肾小囊两部分,肾小球是一团毛细血管网;肾小囊有两层,均由单层上皮细胞构成,外层(壁层)与肾小管管壁相通,内层(脏层)紧贴在肾小球毛细血管壁外面,内外两层上皮之间的腔隙称为囊腔,与肾小管管腔相通。肾小管长而弯曲,分成近球小管、髓袢细段、远球小管三段,其终末部分为集合管,是尿液浓缩的主要部位。肾单位之间有血管和结缔组织支撑,称为肾间质。

肾实质可分为肾皮质和肾髓质。在肾脏的切面上,可见深红色的外层为皮质,浅红色的内层为髓质。皮质包绕髓质,并伸展进入髓质内,形成肾柱;髓质由十几个锥体构成,锥体的尖端称为肾乳头,伸入肾小盏。每个乳头有许多乳头孔,为乳头管的开口,形成筛区,肾内形成的尿液由此进入肾小盏。肾小盏呈漏斗状,每个肾小盏一般包绕一个肾乳头,也有包绕 2～3 个的。每个肾脏约有 7～12 个肾小盏,几个肾小盏组成一个肾大盏,几个肾大盏集合成为肾盂。肾盂在肾门附近逐渐变小,出肾门移行于输尿管。

二、西医对肾脏生理功能的认识

(1)分泌尿液,排出代谢废物、毒物和药物:肾血流量约占全身血流量的 1/4～1/5 左右,肾小球滤液每分钟约生成 120 mL,一昼夜总滤液量约 170～180 L。滤液经肾小管时,99％被回吸收,故正常人尿量约为 1500 mL/天。葡萄糖、氨基酸、维生素、多肽类物质和少量蛋白质在近曲小管几乎被全部回收,而肌酐、尿素、尿酸及其他代谢产物经过选择,或部分吸收,或完全排出。肾小管尚可分泌排出药物及毒物,如酚红、对氨马尿酸、青霉素类、头孢霉素类等;药物若与蛋白质结合,则可通过肾小球滤过而排出。

(2)调节体内水和渗透压:调节人体水及渗透压平衡的部位主要在肾小管。近曲小管为等渗性再吸收,为吸收 Na^+ 及分泌 H^+ 的重要场所。在近曲小管中,葡萄糖及氨基酸被完全回收,碳酸氢根回收 70％～80％,水及钠的回收约 65％～70％。滤液进入髓袢后进一步被浓缩,约 25％氯化钠和 15％水被回吸收。远曲及集合小管不透水,但能吸收部分钠盐,因之液体维持在低渗状态。

(3)调节电解质浓度:肾小球滤液中含有多种电解质,当进入肾小管后,钠、钾、钙、镁、碳酸氢、氯及磷酸离子等大部分被回吸收,按人体的需要,由神经、内分泌及体液因素调节其吸收量。

(4)调节酸碱平衡:①排泄 H^+,重新合成 HCO_3^-,主要在远端肾单位完成；②排出酸性阴离子，如 SO_4^{2-}、PO_4^{3-} 等；③重吸收滤过的 HCO_3^-。

（5）内分泌功能：可分泌不少激素，并销毁许多多肽类激素。肾脏分泌的内分泌激素主要有血管活性激素和肾素、前列腺素、激肽类物质，参加肾内外血管舒缩的调节，又能生成 1,25 -二羟维生素 D_3 及红细胞生成素。

总之，肾脏是通过排泄代谢产物，调节体液，分泌内分泌激素，以维持体内内环境稳定，使新陈代谢正常进行的脏器。

❀ 三、中医对肾生理功能的认识

中医认为，肾的生理功能广泛，不仅包括了西医学肾脏的大部分功能，也包括了其他器官的部分功能，在生理功能上占有十分重要的位置。肾位于腰部，左右各一，故称"腰为肾之府"。肾开窍于耳及司二阴，其华在发，肾与膀胱相表里，肾的主要功能是藏精、主水、主骨、生髓、纳气等，特别是肾的藏精功能，与人的生长、发育、生殖等密切相关，故称肾为"先天之本"。

（1）肾主藏精：肾所藏之精，包括先天之精与后天之精两个方面。先天之精，禀受于父母，是人体生育、繁殖的基本物质；后天之精，来源于饮食，为脾胃所化生，是营养脏腑、组织器官、维持人体生命活动的基本物质。故肾主藏精，它与机体的生长、发育与生殖密切相关。

（2）肾主骨、生髓、通于脑：肾藏精，而精能生髓，髓有骨髓、脊髓之分。其中骨髓居于骨中，滋养骨骼，故"肾主骨"；中医认为精血同源，精充则血足。这两者的密切关系，与现代医学认为的骨髓造血功能与肾脏产生的促红细胞生成素极为相似。脊髓上通于脑，脑为髓聚而成，故"脑为髓之海"，"肾通脑"，它与人的精神意识、思维活动密切相关。

（3）肾主水：中医认为，肾脏的主要功能是主水，它对水液生成、分布、排泄起着重要的作用，故有"肾为水脏"之称。所谓"肾司开合"、"肾司二便"，说的是肾阳、肾气充盛，则尿的生成与排泄正常。

（4）肾主纳气：呼吸虽由肺所主，但需要肾的协调。肾有帮助肺吸气和降气的作用，称为"纳气"。只有肾气充沛，摄纳正常，才能使肺的气道通畅,呼吸均匀。

综上所述,中医讲的肾,基本上包括了西医讲的泌尿生殖系统和部分造血、内分泌、神经系统的功能。

四、中医肾虚是怎么一回事

肾虚是人体衰老的体现。老年人肾虚是衰老引起的不可抗拒的生理过程,叫生理性肾虚;而中年人出现肾虚症状就是一种未老先衰,叫病理性肾虚。肾虚分"肾阴虚"和"肾阳虚",在临床上,阴虚较阳虚更为常见。

肾阳虚的表现是面色苍白或黧黑,腰膝酸冷,四肢发凉,精神疲倦,浑身乏力;男子阳痿早泄,女子不孕,性欲减退;便不成形,尿频、清长,夜尿多,舌淡苔白。

肾阴虚的表现是面色发红,腰膝酸软而痛,眩晕耳鸣,齿松发脱;男子遗精、早泄,女子经少或闭经;失眠健忘,口咽干燥,烦躁,动则汗出,午后颧红,形体消瘦;小便黄少,舌红少苔或无苔。

小贴士

一些人认为腰痛就是肾虚。其实这是一个认识上的误区。腰痛未必是肾虚,仅用补肾的方法治疗腰痛,很容易延误病情。临床中常见到一些慢性腰痛,如慢性腰肌劳损、椎间盘退变等病变引起的腰痛,用补肾壮阳的药物治疗确实有时有效。但并非所有的腰痛都与肾虚有关。补肾药大多药性温热,患腰椎结核、腰椎化脓性感染、强直性脊柱炎等湿热症的患者如果服用,就会加重病情。腰痛只是一种症状,除了腰部骨与关节、肌肉等组织的病变可引起腰痛外,腰部附近的内脏疾患也可引起。

五、中医肾虚与西医肾病的区别

不少人对"肾虚"这个中医病名不太清楚,以为"肾虚"就是肾脏有病,以致忧心忡忡,四处求医,常常全面检查却找不出肾脏异常。其实,中医讲的"肾虚"与西医讲的肾脏病是两回事,二者在生理、病理上的含义也不同。中医学所讲的"肾虚"概念中的"肾",不仅指解剖学上的肾脏,而且是一个生理作用相当广泛,与人体生殖、生长发育、消化、内分泌代谢等都有直接或间接关系的重要脏器。"肾虚症状"也就是一宽泛的概念,它包括泌尿系统、生殖系统、内分泌代谢系统、神经精神系统及消化、血液、呼吸等诸多系统的相关疾病。

中医认为,"肾为先天之本",具"藏精"功能,肾精充盛则人能正常地发育和生殖,反之男子就易发生阳痿、遗精,女子就易发生不孕、闭经等病症;此外,肾主骨生髓,脑为髓海,人若骨、髓、脑三者健壮充盛,则智力聪敏、精力充沛、身体强健。如年老肾虚、年幼肾气不足或因房劳太过、久病失养耗伤了肾精,就会导致腰膝酸痛、反应迟钝、动作缓慢。

🌿 小贴士

肾炎就是肾虚?中医认为,引起肾炎的原因有许多,如风邪外袭,肺气不宣,水道不调,风遏水阻而引发水肿;或水湿内阻,脾不健运,水湿不得下行,泛于肌肤而成水肿;也可因劳倦太过,脾气亏虚,水失健运而导致水肿。而病久伤及肾,才出现肾虚。因此,不幸患肾炎,并不等于肾虚,不必乱找补肾药。如果在水湿未退而乱进补,反有闭门留寇之嫌。

中医还有"肾主纳气"之说,是指肾能帮助肺吸气,故称"纳气"。临床上常可见到年老肾虚者,由于纳气困难,出现呼多吸少的气喘病;人老了往往会出现听力下降、耳鸣、耳聋,中医认为这也是肾虚之故,因为"肾开窍于耳"；人体毛发生长脱落的过程，更反映了肾气盛衰的过程。肾气盛者，毛发茂密，有光泽，正所谓"肾，其华在发"，肾气亏者毛发枯萎、发白，甚至脱落；至于某些慢性腰痛也与肾虚有关。由此说来，患者出现上述种种功能障碍，都说明肾脏出现了亏损，与西医所说的肾脏有病截然不同。

六、肾炎和肾虚是两回事

我们已经知道肾炎和肾虚是两回事，临床上单靠补肾法就能治愈的肾炎患者少之又少，因为慢性肾炎多为中青年男性，补肾中药有调节下丘脑-垂体-性腺轴作用，可促进肾液分泌；若肾排泄不畅，患者症状会加重。那么，是不是肾炎和肾虚完全没有关系呢？其实也不是。祖国医学认为，腰为肾之府，是肾之精气所溉之域。肾为水之脏，藏真阴而寓元阳，为人体生长、发育、生殖之源，为生命活动之根，乃先天之本。故"五脏之伤，穷必及肾"，肾虚则临床上可见到腰膝酸软、神疲乏力、头晕耳鸣、失眠健忘、遗精早泄、阳痿不举等症状。而慢性肾炎是西医诊断学上的病名，其部分患者主要临床症状有腰痛、小腹会阴疼痛不适、乏力、尿频、尿痛，甚或可见遗精、早泄、阳痿不举等，从中医辨证的角度划分，确实有一部分肾炎患者可被划入肾虚的范畴，但两者也确实不能完全画等号。

七、为什么说肾虚为百病之源

中国有句话，"肾虚为百病之源"。为什么肾虚会关节疼？为什么中医上讲，骨关节的病都是肾虚、肝火旺带来的呢？因为人是靠血液循环生存的，血液循环是靠气来运转的，人死了叫"断气"，而不叫"断血"，说明气不好，血液循环就不好，哪个部位的血液循环不好，哪个部位就该生病了。这就是中医所说的，疾病的根源是气血不平衡带来的，同时也说明了人是靠气活着的，靠的什么气？就是我们所说的肾气，所以肾虚为百病之源。肾又是肝的使者，肾虚肝火就旺，肝火旺血就热，血热则营养不均衡，人就生病。

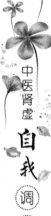

八、为什么说女性更容易肾虚

新时代女性生活压力大，工作繁重，但若懂得调控日常饮食，保养好脾肾，必然能明艳照人。说到肾虚，人们会想到这是男人的病，肾虚可能造成男性不育、早泄等性功能问题。女性呢？会肾虚吗？答案是绝对的，会！后果是将造成性冷感、不孕等。女性跟男性比较，阳气较虚弱，再加上工作与家庭的压力、寒凉饮食，或是长期处在冷气设备的工作环境中，更容易形成肾虚，最后变成早衰。

肾虚是指人体肾的气血阴阳失衡，因而产生的一系列症状如少气无力、手脚冰冷、精神疲累、口干咽燥、烘热出汗、乳肿等。肾虚者皮肤转差，容易出现皱纹，会较实际年龄苍老。

肾脏主要的生理功能是藏精和主宰身体的阴阳之气，肾虚会使机体老化。中医理论认为，人是由精和气组成，精是人体生命中活动的基本物质，肾中所藏的精是促进人体生长、发育和生殖的重要物质。至于肾气，则有主持和调节人体津液代谢，以及帮助肺正常呼吸的重要作用。因此，如果肾虚的话，人体的功能都会变差，容易出现加速人体衰老的后果。

九、男性阳痿是不是就是肾虚

阳痿是阳事不举或临房而不坚之证，相当于现代医学的性神经衰弱症。中医认为，其多由房事太过，以致精气大伤，命门火衰，即是肾气大虚。但临床上，也可以见到一些由心脾气损或恐惧伤肾引起的，还有的是由湿热下注引起的阳痿而伴见小便短赤、下肢酸困、舌苔黄、脉沉滑等。阳痿诱因众多，并非肾虚的代名词。

十、怕冷、四肢冰凉是不是肾虚的表现

40岁刚出头的某位女士就是肾阳虚所致怕冷、四肢冰凉的典型病例。

她四肢冰凉近3年，不论是冬天还是夏天，特别是晚上睡觉时，别人的手脚很早就暖和了，但她睡到半夜还是冰凉冰凉的。最近1个月，她除了四肢冰凉外，还伴头昏耳鸣的症状，吃不好，睡不好，精神负担逐渐加重。四肢冰凉是一种自觉症状，它并非具体的疾病。在多种慢性疾病的过程中，患者都可以出现四肢冰凉，通常也伴有该病的其他症状，理化检查支持该病的诊断。但在临床上，有部分求治者确实只有四肢冰凉而无其他症状，或以此为主症，理化检查无阳性发现。这种以四肢冰凉为主要症状者，可以采用中医辨证论治治疗。经过中医诊断，该位女士就属于肾阳虚型患者，经服温补肾阳为主的汤药1个月后，症状大减，继以桂附地黄丸连续服用3个月，她四肢冰凉和头昏耳鸣的症状消失了。

不过，四肢冰凉并非都是由肾阳虚引起的，也可由于脾阳虚、心阳虚或阳虚血弱复感外寒所致。中医认为，肾主一身之元阳，人体一身之阳气，非肾阳不能发。故肾阳亏虚者，大多畏寒怕冷、肢体冰凉、小便清长。但怕冷畏寒有表证与里证之分。表证者，是阳气受阻于里，不能达表，故感怕冷；里证者，有脾阳不足、肾阳不足之不同。前者怕冷以腹部怕冷为主，伴消化不良、纳食不香、腹部胀闷、泻下清稀等，后者主要是腰膝怕冷，伴夜尿频长。因此，怕冷有表里之分，有脾阳不足与肾阳不足之分。不可全归之于肾虚。所以，对于怕冷、四肢冰凉用药重点在于辨证准确，否则易出现吃药不讨好，轻则无功而返，重则还会加重病情。因此，掌握各类证型的特点显得格外重要。

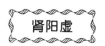

肾阳虚

【症状】四肢冰凉，尤其以两足为甚，可以并见怕冷、腰和小腿酸痛乏力、小便清长或夜尿频多、头晕目眩、精神萎靡、面色黧黑、性欲减退、女性宫寒不孕，或尿少浮肿、舌淡而胖。骨质疏松症、肾上腺皮质功能减退症、慢性肾炎、慢性肾衰等多出现此证。

【方药】四逆汤合肾气丸加减：淡附片（先煎）、干姜、桂枝、熟地、山茱

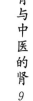

黄、炒山药、仙灵脾、补骨脂各 10 克,茯苓 12 克。也可用中成药如金匮肾气丸或桂附地黄丸,每次 8 丸(浓缩丸),每日 3 次。

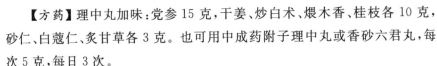

脾阳虚

【症状】四肢发冷而兼有腹胀,食欲不振,大便稀烂且次数增多,口淡不渴,畏寒,或见肢体困重,甚则周身浮肿,或带下量多稀白。糖尿病四肢血管神经病变、甲状腺功能减退等疾病多出现此证。

【方药】理中丸加味:党参 15 克,干姜、炒白术、煨木香、桂枝各 10 克,砂仁、白蔻仁、炙甘草各 3 克。也可用中成药附子理中丸或香砂六君丸,每次 5 克,每日 3 次。

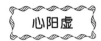

心阳虚

【症状】四肢冰凉,怕冷,心慌气短,心胸憋闷作痛,面色晦暗、虚浮,或下肢水肿。冠心病、慢性心功能不全、心源性哮喘等疾病多出现此证。

【方药】回阳救急汤加减:党参 15 克,淡附片(先煎)、干姜、炒白术、茯苓、制半夏各 10 克,五味子 6 克,肉桂、炙甘草各 3 克。

十一、眼圈发黑是不是就一定肾虚

中医学认为,色黑入肾,因此不少人以为眼圈黑与肾有关,是肾虚的表现。诚然,在临床中确有因肾虚而致眼圈发黑的患者,然而,眼圈发黑的人未必都是肾虚。

过度劳累,长期熬夜,或化妆品颗粒潜入眼皮,以及眼睑受伤引起皮下渗血,都能导致眼周皮肤代谢功能失调,使色素沉积于眼圈。而眼窝或眼睑处静脉曲张,或长期眼睑水肿,致使静脉血管阻塞,也可形成眼圈发黑。

眼圈发黑还有可能是一些妇科疾病的信号。有的妇女早起时发现自己的眼圈发黑,经久不消,这很可能是由痛经或月经不调引起的。祖国医学认为,痛经或月经不调多因情志不遂、忧思悲怒、肝郁气滞、瘀血阻滞所致,或由起居不慎、经期感受风寒湿冷引起。而黑眼圈正是气血运行受阻在面部的表现。经血量过多或患功能性子宫出血的女性,也易出现黑眼圈。

一些慢性病也有可能导致出现黑眼圈。如慢性肝病患者,特别是肝功能不正常的患者,黑眼圈往往难以消退。慢性胃炎反复发作,引起消化、吸收功能减退者,眼圈也常常发黑。此外,动脉硬化、更年期综合征、大病之后体质虚弱、肾炎、肾衰竭、呼吸衰竭、再生障碍性贫血、血小板减少性紫癜、甲状腺功能减退柯兴氏综合征等都会造成眼周微循环障碍,以致瘀血阻滞,引起眼圈发黑。

十二、有遗尿症状的人是不是有肾虚

从临床角度看,遗尿包括两种情况,一则指遗尿病,即俗称的尿床;二则指遗尿症,即不仅是将尿液排泄在床上,同时也在非睡眠状态或清醒时将尿液排泄在衣物上。从病理角度看,前者多为神经功能不协调所致,多为单纯性、持续性,即除尿床外无其他伴随症状。后者多为器质性病变,诸如神经系统的损害、相关器官的占位性病变,多为伴随性和一过性,即除尿床外还有其他更明显的病理表现,可随其他病变好转而好转。肾虚遗尿临床上常见证型有二。

(1)肾气不固:症见腰膝酸软,倦怠思睡,男子阳痿遗精,女子性冷淡,头晕耳鸣,尿清遗尿,舌淡苔白,脉细无力。

(2)肾阳亏虚:症见神疲怯寒,腰腿酸软,面色苍白,尿清频数,遗尿,舌淡有齿印,苔薄白,脉细无力。

亦见肝肾阴虚、气阴两虚、脾肾阳虚、肝经湿热与下焦湿热等(肝肾同源,同属下焦)。肾气不固者常用金匮肾气丸加减,肾阳亏虚者可用缩泉丸(山药、益智仁、乌药)合桑螵蛸散化裁治疗。

✿ **小贴士**

遗尿症验方应用：

(1)露蜂房焙干研末,每次服 3～5 克,一日 1～2 次,糖开水温服,适宜于肾阳虚者。

(2)韭菜子 1 份,桑螵蛸 4 份,煅牡蛎 4 份,枯矾 1 份,加水煎至 500 mL,加适量苯甲酸钠防腐及糖调味,于临睡前服 50 mL。

(3)猪尿胞(膀胱)一具,小茴香、五味子适量,共煎煮,吃胞喝汤。

(4)硫磺 9 克,葱根 7 个,捣烂睡前贴脐部。

✿ 十三、男子遗精与肾虚有关吗

肾虚遗精临床常见两大类型。

(1)肾气不固:主症为面苍少华,腰膝酸软,头晕耳鸣,遗精频作,舌淡苔白,脉细无力。

(2)心肾不交:症见心悸健忘,腰腿酸困,心烦失眠,梦遗频作,小便短赤,舌红少苔,脉细数。

前者(1)患者多伴甲状腺素、肾上腺糖皮质激素、睾丸素、绒毛膜促性激素偏低等内分泌功能紊乱;后者(2)患者常伴有自主神经功能紊乱、交感神经功能偏亢与泌尿生殖器官感染。

对遗精证的治法,虽有补肾固精、交通心肾、清心安神、清利湿热等多种,但以前两者应用为多,尤其肾虚遗精。对肾气不固常用金匮肾气丸合二仙汤化裁治疗,对心肾不交者常用黄连清心饮(黄连、生地、当归、茯苓、远志、甘草、枣仁、川楝子、莲子肉)加减治疗。治疗肾虚病系列制剂盖雄丸、施尔乐、种精灵、秘精灵、盖列治、凯仑丸、泌感煎、凯旋煎等均可选用或综合应用。

❖ **小贴士**

对遗精患者,亦可辅药膳治疗。

(1)冬虫夏草 15 克,鸡肉 250 克,加调料煮食。

(2)鳖 1 只,去肠脏及头,枸杞子 30 克,淮山药 30 克,女贞子 45 克,熟地 15 克,加调料,蒸煮熟,去药食肉喝汤。

(3)韭菜子、石莲子、女贞子各 30 克,加红糖适量,捣和为丸,梧桐子大,每服 9 丸。

(4)金樱子 120 克,砂仁 60 克,共为细末,炼蜜为丸,空心浇汤服下,每服 6 克,一日 2 次。

(5)刺猬皮碾粉,一日 3 次,每次 3 克,黄酒或蜂蜜调服。

(6)石莲子肉、益智仁各 30 克,共研细末,开水送服,每服 6 克,一日 3 次。

✿ 十四、男子早泄与肾虚的关系

早泄是指在性交时,男子勃起的阴茎未纳入女子的阴道之前,或正当进入时,或刚纳入后,便已泄精,阴茎随之软缩,使性交不能继续下去而中止,称为早泄。也有认为,阴茎进入阴道后不到 10 分钟便射精,或性交时男方不能控制足够长时间后射精,以至使性功能正常的女性至少在 50％的性交机会中得不到满足,或不能随意地控制射精反射,也都可称为早泄。早泄与阳痿相似,亦十有九肾虚,或虚实夹杂,而实证者为数较少。临床所见,不外 5 种类型。

(1)心肾两虚:主要表现为心烦健忘,胸闷难眠,腰酸腿软,举阳即泄。该型常见于现代医学中的精神心理障碍(惊恐、疑虑、缺乏信心……)性早泄或功能性早泄。

（2）肾气虚损：症见性欲减退，腰膝酸软，耳聋齿松，遗精滑精。本型多见于年老体衰，久病体虚，体质素虚，房劳过度，营养不调等场合。

（3）脾肾两虚：症见于长期消化与营养不良者，有慢性消化系统疾病、贫血等。

（4）阴虚内热：烘热盗汗，耳鸣目涩，口干心烦，小便淋漓。该型多见于甲状腺功能亢进、早中期糖尿病、自主神经功能紊乱的患者。

（5）肝欲亢奋，心烦易怒：该型常见于患有心理障碍、肝胆疾病、尿路炎症及有手淫等情况。

十五、女性不孕与肾虚的关系

不孕症尤其原发性者主要病因有三：肾虚、肝郁、瘀血，但以肾虚最为主要。这是由于女子生殖器官需要肾脏精气的充盈，才能发育成熟，月经来潮。年老时肾的精气虚衰，月经就停止，生殖能力也随之丧失。正如《黄帝内经》（以下简称为《内经》）讲"女子七岁，肾气盛，齿更发长；二七而天癸（天癸为肾精中与生殖功能有关的一种物质）至，任脉通，太冲脉盛，月事以时下，故有子"。肝郁乃肝疏泄功能障碍，肝肾同源，肝郁影响肾精；瘀血多指冲任失调，而肾虚导致冲任二脉不足，故调冲任方多用补肾药味。

肾虚不孕临证常见两大类型。

（1）肾阴虚型：主症为月经先期，量少色红或闭经，形体消瘦，五心烦热，腰酸腿软，口干，舌红少苔，脉细数。

（2）肾阳虚型：主症为月经后期，量少色淡或闭经，性欲淡漠，面色不华，形寒肢冷，腰膝酸软，小腹冷感，舌淡苔白，脉沉迟。

亦见肝肾阴虚、脾肾阳虚、肾虚夹瘀与兼湿型等证。

十六、女性阴痒与肾虚有无关系

阴痒即外阴瘙痒，多见于妇女，亦见于男子，可由多种原因引起，如各种炎症(如滴虫、霉菌等)、皮肤病(湿疹、白斑)、寄生虫(如阴虱、蛲虫等)、维生素A缺乏症、维生素B缺乏症、糖尿病、黄疸病、贫血、尿毒症、神经系统疾病、更年期等。发病部位妇女多为阴蒂与小阴唇附近或大阴唇,男女会阴及肛门附近,以及腹股沟处等。中医学认为,该病的发生多属肝肾不足,尤以肾虚为本,而湿热下注以湿热为标。

对本病的治疗,调整肝肾为治其本,清热燥湿杀虫则为治其标,药物内服治其本,配合外治法,则相得益彰,收效更捷。肝肾阴虚者,症见阴部干涩,灼热瘙痒,妇女带下量少、色黄或如血样,五心烦热,头晕目眩,口干不欲饮,时有烘热汗出,耳鸣腰酸,舌红少苔,脉细数无力。治以滋补肝肾,清热祛湿。方用知柏地黄汤加减。

对肾虚阴痒,还应重视一般调护:加强身体锻炼,进吃滋补肝肾的食品如蟹肉与鳖甲、枸杞子、阿胶浆、山药、桑椹蜜等;经常更换内裤,并用开水泡洗,在日光下晒干;治疗期间禁房事;禁公共盆浴、游泳,防止交叉感染;如属性传播疾病者,或久治不愈者,当想到给夫妻对方治疗,以杜绝传染源。

十七、糖尿病患者为什么多肾虚

肾虚糖尿病临床常见肝肾阴虚、肾气亏虚与阴阳两虚三大证型,如并发症显著,则多属肾虚湿瘀等证。肝肾阴虚者,主症有尿频量多,混浊如脂膏或尿甜,五心烦热,腰腿酸软,舌红,苔薄黄,脉弦细数;阴阳两虚者,则见饮多尿多,夜尿为著,尿如脂膏,形瘦神疲,时而潮热,汗出时而畏寒肢凉,舌淡,苔白腻,脉沉而无力;肾气亏虚者,则见尿频尿急而量多,头昏,耳鸣重听,腰膝酸困,性冷淡与阳痿早泄,舌淡有齿印,苔薄白,脉弱。

十八、肾虚的人为什么易患癃闭

癃闭病首见于《内经》,是由肾与膀胱功能失调,三焦气化不能宣行而导致的排尿困难、小便不利、小便量小、点滴而出甚至胀闭不下为主症的一

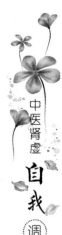
种肾系疾病。临床有暴病、久病之分，暴病多实，久病多虚。久病入肾，常见于肾阴亏耗与肾阳衰惫。前者多在少壮之年，情欲太过，房事不节，耗气伤精，待中年以后，肾阴精更亏，所谓"无阴则阳无以化"，以致膀胱气化失常，而导致癃闭。后者常见年老体弱，久病体虚，肾阳不足，命门火衰，"无阳则阴无以生"，膀胱气化功能无权，溺不得出。癃闭包括西医学中各种原因引起的尿潴留与无尿，如神经性尿闭、膀胱括约肌痉挛、各种原因（炎症、结石、肿瘤、创伤）引起的尿路梗阻、前列腺肥大，以及肾衰竭等。

　　肾虚病癃闭，属肾阴亏耗者，症见小便频数，淋漓不畅，腰膝酸软，头晕耳鸣，手足心热，咽干心烦，舌红少苔，脉细数；属肾阳衰惫者，症见排尿无力，小便不利或点滴不爽，畏寒肢冷，腰膝酸软，面苍神怯，舌淡苔白，脉细无力，亦见面浮身肿等症。

　　属肾阴亏耗者常用六味地黄丸（熟地、山萸肉、山药、茯苓、泽泻、丹皮）和温肾通关丸（黄柏、知母、肉桂）加减施治；属肾阳衰败者常用济生肾气丸（又名牛车八味丸，即六味地丸加附子、肉桂、牛膝、车前子，即金匮肾气丸加牛膝、车前子）化裁治疗。

十九、尿频是"肾虚"的表现吗

　　中医将尿频列为"肾虚"的症状之一。的确，当人的体质下降时是容易出现尿频现象，也容易伴随出现性功能的下降。解剖学上的肾是和性功能无关的。体质下降和性功能下降出现尿频问题是出在膀胱张力上。研究证明，雄激素的作用不单单局限于维持性功能，它对人的身体、心理影响是广泛而深远的。就雄激素对身体的肌肉组织影响来说，它能维持肌纤维的张力。这应该不难理解，一些"孔武有力"的男性其体内的雄激素水平是较高的。

　　膀胱是由平滑肌组成的空腔容器，它的作用是储存尿液，它本身有很好的伸缩性。当尿液达到一定量，其产生的压力超过膀胱的耐受程度时，人就有了尿意，需要排尿。当身体素质、性功能下降时，体内的雄激素水平下降,膀胱平滑肌的肌纤维张力也出现了下降,使得膀胱的伸缩性降低。当尿液积到的量并不比过去多时它所产生的压力已经和以前相同,这就有了排尿的需求,出现尿频。

如果尿频出现时,每次排尿的量并不多(尿路感染除外),就是上述原因引起的。如果出现尿频而且尿量也很多,就要警惕糖尿病、早期尿毒症等情况的可能了,此时,就应该到医院做进一步的检查。

正常成人每天日间平均排尿4～6次,夜间就寝后0～2次,婴儿昼夜排尿20～30次。如排尿次数明显增多,超过了上述范围,就是尿频。

✿ 二十、肾虚为什么容易患水肿

肾有"主水液"、"主小便"、"主气化"等多种与体内水液运行有关的功能,一旦这些功能障碍,便可导致水肿。肾虚水肿,轻者见于腰部以下,亦见于眼睑、颜面与手背,重者泛滥全身,甚至可见于心包腔、胸膜腔、腹腔与阴囊等。肾虚水肿多按之有凹陷。除了水肿表现,尚见有腰膝酸软,小便量少,形寒肢冷,或心悸气短,疲乏思睡,舌体胖肿,舌边有牙压迹,脉沉细无力。临床常见有严重心脏、肝脏、肾脏疾病,如心力衰竭、肝硬化腹水、肾衰竭、肾病综合征等,也见于糖尿病、甲状腺功能减退、产后垂体前叶功能减退症、营养不良性水肿、低蛋白血症、原发性醛固酮增多症、湿性脚气病、妇女更年期、肥胖症水肿等。

顺口溜:"脸肿肾脏病,腹肿肝脏病,腿肿心脏病"。括言之,"上肿肾病,中肿肝病,下肿心病"。由于各脏器之间的相互影响,往往一个脏器病严重时可波及他脏器,故肾性水肿时亦可见有多脏器损害。所以,肾虚水肿尤其重症,往往呈多脏器受损。故对重症肾虚水肿,应当进行全身性检查,以制定出全面的治疗方案。

【病因】风邪外袭(急性肾炎)、湿毒浸淫(肾系感染)、三焦阻滞(尿毒症)、脾胃所伤(肝病)、久病劳累、年老体虚、嗜盐伤肾等。

【病机】肾主水功能障碍,肾阳(气)不足,则开合失司(肾小球滤过与肾小管吸收功能失调),膀胱气化无权,三焦水道失畅,水液停聚,泛溢肌肤,而成水肿。

【证候特征】面浮身肿,腰以下甚,按之凹陷;迁延不愈,病情顽固;劳累加重,休息减轻;食盐加重,限盐减轻;面色不华,四肢不温,腰痛酸重;舌胖有齿印,苔白腻,脉沉细。

二十一、肾虚的人为什么易患腰痛

"腰为肾之府",肾脏藏于腰内肋脊角部位,肾系各脏器(肾及肾上腺,输尿管,膀胱、前列腺与精囊、精索,睾丸与附睾,子宫与附件、卵巢等)疾病、肾外(如腹腔)以及全身性疾病都可引起肾虚性腰痛。明·张景岳曾讲:"腰痛之虚证十居八九"。

【病因】先天素质不足(肾为先天之本),加之劳累过度,劳则伤肾或久病及肾;年老体衰而肾衰;或房劳伤肾;以及纵酒、嗜盐、久卧伤肾、七情抑郁伤肾等。

【病机】肾主骨生髓,肾虚精亏,骨髓不充,故腰酸腰痛。又精气虚而邪客病也,邪客如风、寒、湿、热、痰饮,尤以湿热黏滞,最易痹着腰部而腰痛。临床常见病如慢性肾炎与肾盂肾炎、肾盂积水、肾囊肿、前列腺与附件炎、盆腔炎及慢性胃肠炎等。

【证候特征】腰部胀痛;久着不愈;劳则加重,休息减轻;按揉暂时缓解。

【阴阳有别】肾阳虚见面色㿠白虚肿,手足不温,舌淡苔白;阴虚则面色潮红,手足心热,舌红苔薄黄,脉细数。

二十二、为什么说患耳鸣、骨病的人多肾虚

肾开窍于耳,故肾虚则耳鸣。另外肾还主骨。比如,很多人刚过了50岁,各种骨病就开始折腾人了,关节疼痛,不能伸屈,不能使劲,发肿发麻,而这一般都伴随有腰痛、酸重、四肢无力,去诊断都说是骨质退化,追其根本是肾的缘故,即"肾主骨"。意思是说,如果人的肾气充实,则骨质健壮结实,而若肾气虚馁,则会导致骨头的迅速退化,出现各种骨病。如颈椎病、腰椎骨质增生、膝关节病,用牵引、外敷等没有治好,运用中医常用的补肾活血、通经活络的治疗方法,却得到了意想不到的效果。

二十三、肾虚与亚健康有没有关系

在临床上,精神萎靡、腰酸腰痛、体力不支、睡眠不佳(包括失眠、多梦、嗜睡)、肾功能减退、遗精、尿量多或尿如脂膏、头晕目眩、耳鸣、耳聋、口干、盗汗、低热、手足心热等都可以归纳为肾虚。然而,当仔细分析之后会发现,中医所说的肾虚和西医认可的亚健康状态颇有相似之处。其一,多数肾虚的患者和亚健康患者在就诊时无法区分,它们有症状的相似性。其二,它们的定义都很抽象,都是以一堆症状来确定。不同点是,肾虚的概念由来已久,往往把一些器质性疾病也列入其中。因此,确切地说,如果是由于脏腑功能性引起的肾虚,其实和西医所说的亚健康是等同的。

二十四、为什么强调人到中年要补肾

很多人到了中年总想不明白:为什么自己看上去就比同龄人显老,老觉得疲倦、腰酸、睡不熟,西医却查不出任何原因。从中医理论讲,这是人体心、肝、脾、肺、肾五脏功能失调的表现。

如果您经常心情不好、容易动怒、视力也越来越差，就要关注肝了；如果您睡眠质量不高、梦多易惊醒、反应迟钝健忘，则是心虚的表现；如果您经常头昏脑涨、精神不济、走路抬不起腿、稍一活动就感觉累、工作效率低，则是脾虚损的表现；如果您经常胸闷、出气不匀，则是肺虚的表现；还有很多朋友早早穿上厚衣裤，经常腰膝酸软、关节僵直、小便清长、晚上频繁起夜，这就是典型的肾虚。而上面的症状，都是五脏衰老的表现。

中医认为，心、肝、脾、肺、肾五脏为中心的统一体，是人体生命活动的根本，五脏功能虚衰，则引起衰老。而肾为五脏之本，肾虚衰会导致肝衰、心衰、脾衰、肺衰。所以五脏衰老主要是由肾虚引起，要延缓衰老，就得从补肾入手。人到中年，选择适当的补肾产品，完全可以做到老而不衰。

二十五、中医为什么强调"肝肾同源"

"肝肾同源"是阐述五脏之间相互关系的理论之一，又称"乙癸同源"。由于肝与肾在五行、天干、方位等配属上，肝属东方甲乙木，肾属北方壬癸水。因肝与胆相表里，胆为腑与天干相配属甲；肾与膀胱相表里，膀胱为腑与天干相配属壬。所以，肝脏属"乙木"，肾脏属"癸水"，习惯又称"乙癸同源"。

"肝肾同源"主要是阐述肝与肾二脏关系之密切的，其含义可以从以下两个方面来理解：①肝肾二脏之阴可相互滋养，"肝藏血"，"肾藏精"，精与血都化源于水谷精微。且精与血在生理活动中还可互生，即肾精可化生肝血，肝血亦可化生为肾精。所以称"肝肾同源"。②肝和肾均内藏相火，而相火源于命门。临床上肝或肾之阴虚而致相火妄动，常是二者并治，或采用滋水涵木，或采用补肝兼养肾之法，便是以此立论的。也可以说，肝、肾两脏在临床上无论虚证还是实证，其补泻原则皆是二者兼顾的。正如《医宗必读》所说："东方之木，无虚不可补，补肾即所以补肝；北方之水，无实不可泻，泻肝即所以泻肾。"另外也有人认为，肝与肾两脏，同居于下焦，在生理上自然关系密切，也作为解释"肝肾同源"的理由之一。

二十六、"肝肾同源"有什么意义

肝、肾两脏生理关系极为密切,在病理上也相互影响。生理上,肝血须依赖于肾精滋养,肝才能有藏血和疏泄功能活动;反之,也只有肝血充盛,使血化为精,肾精才能充满,肾才能有藏精、主生殖发育等功能活动。所以病理上,当一脏亏损时,另一脏也必然导致不足。如肾精亏损,可导致肝血不足;肝血不足也可引起肾精亏损。又由于肝、肾同居下焦,肝血与肾精互生,二者之阳皆属相火,同源于命门,所以肝阴、肝阳、肾阴、肾阳之间有相互制约的关系。若因某种原因引起一方不足,就可以导致另一方的偏亢;反之,一方的偏亢还可导致另一方的不足。如肾阴不足,肝失濡养,可导致肝阳偏亢,见眩晕、头痛头胀、急躁易怒等,习惯称"水不涵木"。若肝火太盛,阳气有余,亦可伤及肾阴,导致肾阴不足,见头晕耳鸣、腰膝疲软、盗汗等。由于病理上的相互影响,就决定了在临床治疗肝病与肾病必当二者兼顾,即肝血虚,补养肝血亦当填补肾精;肾精不足,补益肾精亦当滋养肝血。又如肝阳上亢往往是阴不足所致,故平肝潜阳,亦当滋补肾阴。只有二者兼顾才能使阴阳平衡,恢复正常生理活动。

二十七、男性如何自测肾虚

(1)牙齿松动,容易脱发。

(2)将少许尿液倒入一杯清水中,如果水仍很清净,表示身体健康;如果变得浑浊或有油质浮于水面,绝大多数是肾虚。

(3)小便无力,滴滴答答,淋漓不尽。

(4)早晨起床,眼睛浮肿。

(5)不提重物,走到三楼就两腿无力。

(6)坐在椅子上看电视,超过两个小时就感到腰酸。

(7)在厨房做饭,站立时间超过一小时,就感到两腿发软。

(8)总想闭目养神,不愿思考问题,注意力不集中。

(9)洗头时,头发大量脱落。

(10)总感到有困意,却睡不着,好不容易睡着了,又睡睡醒醒。

(11)在正常饮水情况下,夜尿在3次以上。

二十八、女性肾虚的自我测定法

尽管很多人不愿承认,但肾虚骚扰的人群真的越来越多。人们曾经一度以为肾虚只是男性的专利,可现在女性肾虚者也大大上升,许多白领女性更是肾虚重点攻击的目标。

(1)脱发增多:你曾拥有一头人见人爱的乌黑长发,可是最近它是否渐渐干枯稀疏,失去光泽?最好的洗发、护发用品,一星期一次的专业护理,挽救不了你头顶的尴尬局面。那么你就要考虑一下自己的问题是不是与肾功能减退有关了。

(2)眼睑浮肿:早晨起床时,眼睛干涩,或许你会认为是前一天在电脑前工作太久的缘故,且慢,仔细观察一下,你的下眼睑是否浮肿得厉害?小心,这些都是肾虚的信号,说明肾脏不能够借助尿液的生成及时排出身体内的毒素,功能正在减退中。

(3)更年期提前骚扰:潮红、盗汗、月经周期拖后、情绪波动……这些更年期症状如果找上了30岁的你,就该去检验一下你的肾是否有问题了。中医认为,虚证的本质就是衰老。久劳伤肾的"肾虚"之人衰老速度较快。

(4)变胖、变胖、再变胖:食量并没有增大,生活一切如常,可体重却在不停上升。即使你每天运动个把小时,效果也不尽理想。尽管很少人会把肥胖和肾虚联系到一起,但事实却是,你发胖的罪魁祸首之一就是肾虚。

(5)性欲冷淡:30岁出头的年纪本该是如狼似虎,你却成了庙里的尼姑。肾虚可能就是罪魁祸首。

(6)怕冷:办公室里别人觉得合适的温度是否总让你直打哆嗦,使得你与同事在空调温度问题上难以达成一致。你穿的衣服是否总是比别人多,你是否一受凉就拉肚子。中医认为,这些都是肾阳虚造成的。

第二章
饮食是补肾养生的最佳选择

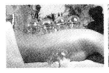 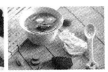 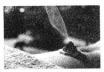

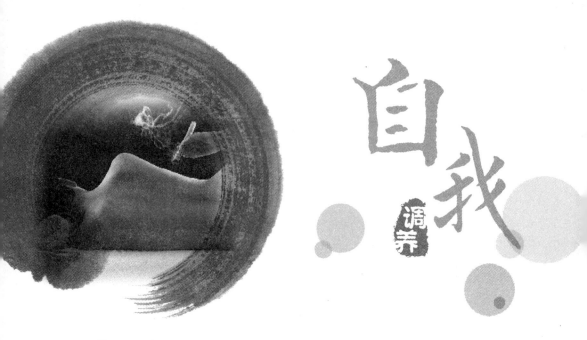

一、西医肾病的饮食调养原则

饮食是供给机体营养物质的源泉，是维持人体生长发育不可缺少的条件，而饮食不当又是致病因素之一，因而合理适度的饮食可以增进健康，加速疾病的痊愈。根据肾脏病患者的特点，其饮食调养应注意以下几个方面。

（1）蛋白质的摄入量：对于慢性肾功能不全的患者需要限制蛋白质的摄入量，这样可减少血中的氮质滞留，减轻肾脏的负担，从而延缓慢性肾衰竭的进程。一般主张摄入蛋白质每日 0.4～0.6 克/千克体重，应选用优质蛋白质，如鸡蛋、牛奶、瘦肉等动物蛋白，其中含必需氨基酸较高，而且在体内分解后产生的含氮物质较少；植物蛋白质如豆制品、面粉、大米等含必需氨基酸较少，非必需氨基酸较多，生物效价低，故称为"低质蛋白"，应适当限量。对于肾病综合征患者的蛋白质摄入量也有一定的要求，既不可严格控制蛋白质摄入量，又不可过分强调高蛋白饮食，因为血浆蛋白持续低下可使抵抗力下降，易发感染，水肿反复，加重病情，而高蛋白饮食可引起肾小球的高滤过，久而久之则促进肾小球硬化。

(2)盐的摄入量：一般每天控制盐的摄入量在2～3克，尿少、血钾升高者应限制钾盐摄入量。(小儿每日食盐不超过1克)

(3)水的摄入量：肾脏病患者如果没有尿少水肿的情况是不需控制水的摄入量的，水肿的患者主要应根据尿量及水肿的程度来掌握水的摄入量。一般而言，若水肿明显时，除进食以外，水的摄入量最好限制在500～800 mL/日较为适宜。

患尿路感染之后，为避免和减少细菌在尿路停留与繁殖，患者应多饮水，勤排尿，以达到经常冲洗膀胱和尿道的目的。尿路结石的患者也应大量饮水，因为尿量减少是尿路结石形成的主要原因之一。大量饮水可以冲淡尿晶体浓度，避免尿液过度浓缩，减少沉淀机会，一般要求每日饮水2400～3000 mL，使每日尿量保持在2000～2400 mL以上。尿量增多可促使小结石排出，同时尿稀释也可延缓结石增长的速度和避免手术后结石的再复发。

二、饮食补肾的七个禁忌

饮食与补肾有紧密的关系。合理的饮食不仅关系到每个人的身体健康，而且关系肾功能的正常与持久。现代医学认为，肾功能的正常与否是人健康的重要标志之一。适当的饮食如润滑剂和兴奋剂，有助于辅助肾功能。事实上，自古以来，无论是帝王将相，还是普通百姓，人们都认为肾功能与饮食有着密切关系，认为饮食对肾功能和谐有独特功效，可以利用食物进行保健和防治肾功能的衰退，促使其健康长久。

中医养生学认为，饮食的得当与否对人体的肾功能有重要影响。合理的饮食与饮食习惯是人们最宝贵的财富之一，而不合理的饮食与饮食习惯给人身心健康带来的灾难是深重的，它使人不知不觉走向衰弱。《素问·痿论》篇云："嗜食醇酒厚味，酿生湿热，流注下焦，扰动精室，则遗精。嗜食辛辣肥甘,损伤脾胃,运化失常,湿热下注致阳事不举。"这里的遗精、阳事不举均是饮食不当所产生的肾功能障碍。所以,为了保证肾功能的正常,一定要注意饮食的宜忌。

> ❧ **小贴士**
>
> 　补肾养生应忌食辛辣刺激食物及海腥发物,如鹅、公鸡、猪头肉、带鱼、鲤鱼等,忌食煎炸食物,戒烟酒.浮肿明显者宜多食萝卜、冬瓜、西瓜、黑豆、丝瓜等;见血尿者宜食莲藕、白茅根、花生、茄子;伴高血压者宜食芹菜、木耳、豆芽等。

忌肥甘厚味

　　肥酒厚味,损伤脾胃,导致脾脏运化失常,升清受阻;而脾胃运化失常,可导致精气不足,精亏血少,体虚气弱,而致肾功能减退。另一方面,由于过食油腻,脾胃运化艰难,脾不升清,酿生湿热,流注于下,扰动精室,可引起遗精、早泄;若流注宗筋则生阳痿。说明肥甘厚味之品不可过量多食,否则影响肾功能。尤其是整日忙于应酬的人,不要因为过食肥甘,使年富力强、风度翩翩的你,忍受不该忍受的痛苦。

忌食太咸

　　一个人科学的饮食应是宜淡忌咸。饮食过咸会使钠离子在人体内过剩,引起血管收缩,致使血压升高,造成脑血管障碍。老年人应严格控制盐量,每人每天以 3 克左右为宜。老年人在饮食上,还应忌过甜、过辣的食物,防止身体发胖或胃肠受刺激。中青年人从现在起就应该关注自己的饮食,预防为主,不要食过咸的东西,饮食力戒过咸。另一原因是因为咸味先入肾,适度的咸味养肾,但食咸太多则伤肾,不利助阳。饮食上宜清淡,多吃一些富有营养、补肾益精的清淡食品,对延年益寿、避免肾功能衰退有重要意义。

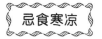

忌食寒凉

中医理论认为,寒凉食物会令人肾阳不足,肾阳虚衰,命门火衰,可致精少阴冷,肾功能衰退。尤其是在男女"同床"过程中,周身的血液循环加快,表现为血压升高、心跳加快、胃肠蠕动增强、皮肤潮红、汗腺毛孔开放而多汗等。有的人在性生活结束后会感到燥热、口渴欲饮,就急于去喝冷饮,这样对身体健康是不利的。因为在此过程中,胃肠道的血管处于扩张状态,在胃肠黏膜充血未恢复常态之前,摄入寒凉之品会使胃肠黏膜突然遇冷而受到一定的损害,甚至引起胃肠不适或绞痛。如果感到口渴时,不妨先饮少量温热的开水。在房事后1小时左右,当身体各系统器官的血液循环恢复常态之后,再喝冷饮为宜。

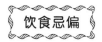

饮食忌偏

食物宜杂而取精,有利于肾功能的营养物质存在于多种食物之中。因为偏食可导致某些营养物质的缺乏,使肾精不足,男性精子缺乏会导致不育,肾功能衰退。现代研究发现,精子的含锌量高达0.2%,若平时不喜欢吃含锌丰富的食物,机体含锌量不足,可导致肾功能下降,甚至不育。肉类、鱼类、动物内脏含较多的胆固醇,可使体内雄性激素水平升高,有利于精子量增加,但一些人怕胆固醇升高易发生冠心病,故不敢多吃这些食物,从而导致肾功能减退。

忌长期食素

长期吃素食不仅有害身体健康,而且有损肾功能。吃素长寿,这几乎是人人皆知的一条真理。最有代表性的事例莫过于清心寡欲、粗食淡饭、素不食荤的出家人。由于受"吃素可长寿"的影响,所以相当一部分朋友长

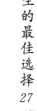

期吃素。果真如此吗？我国一所知名医学院专家的一项调查报告对上述见解提出了挑战。他们对九华山里一些寺庙中的九十多名僧民做了大量营养调查,结果表明,他们中的大多数人患有不同程度的营养不良症。

长期食素会导致其摄取的蛋白质不足,直接影响大多人的肾功能。研究发现,吸收过少蛋白质的男性,其睾丸激素分泌亦会偏低,因而直接影响其性能力。而素食者和一些牙齿已脱落或缺失而少吃肉类的老人,则最有可能出现这种情况,因为肉类是蛋白质的一个主要来源。研究人员解释,老人缺少蛋白质会令一种妨碍性激素的球蛋白分泌增加,因而减少制造睾丸激素。而缺少睾丸激素,除会影响性能力外,还会减少红细胞数目,导致骨质疏松和影响肌肉生长。

可以这样说,生命能否长寿、肾功能是否旺盛的根本原因在于吃什么、吃多少。人体摄入和支出相等,是保证长寿、维持正常肾功能的基本原则。如果长期食素,不能保证人体的支出,肯定会影响人的肾功能。在临床上也会发现一些体质消瘦者,终日以素食为伴,这些人往往是肾功能低下的人群。因此,为了保持一定的肾功能,人们应在食物搭配上做到荤素搭配,饮食合理。

忌过量饮酒

酒有兴奋催欲的作用,常言道:"风流茶说和,酒为色媒人。"对于酒的催欲兴奋、增强肾功能的作用在我国古代就为人们所知,有人曾将其称为"媚药"之将帅,但这些都需建立在适度饮酒之上。

酒具有宣散药力、温通气血、舒经活络的作用,能达四肢百骸、五脏六腑。适量饮用可通利血脉、振奋精神,所以临床上常将其用作强身保健、延缓衰老之滋补佳品。但任何事情都有个限度,如果过量饮酒,酒对肾功能就会造成不利的影响。而适量饮用则能降低心理性抑制。所以某些人喝酒后会觉得感觉良好,性欲增强。

据一项研究表明,68%的女性和45%的男性认为喝酒可以增加性快感。如果能恰如其分地喝适量的酒，可以克服性行为的急躁或内疚感，能增加人的性欲。

如果过量饮酒，酒精则成为了中枢神经系统的抑制剂。近来还发现，过多的酒精可降低健康年轻男性血液循环中睾酮和黄体酮水平。

国外也有人报道，如果饮酒过量，男性可显著地影响勃起，女性阴道抽动可呈明显的阴性效应。如果喝醉，就根本不能进行性活动。长期滥酗会致慢性酒精中毒，约有50％的男性和25％的女性出现肾功能低下。

所以有"酒激起了欲望，但也使行动成为泡影"之说。历代中医也都忌"醉以入房"。少量喝一点可以延长性交时间，对解决早泄有一定的作用，还可用少量酒来治疗性交前的焦虑症，但一定要掌握好自己的酒量。否则无论男、女皆会造成性生活低下。

酒有白酒、果子酒、黄酒、啤酒之不同，其酒精浓度也有不同，作用有别。一般来说，白酒浓度较高，辛热之性较强，温通之力较盛，温阳散寒、通行气血用之较宜；果子酒暖脾肾之力较著；啤酒开胃醒脾之功颇著，然均以适量久饮为佳。

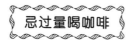

忌过量喝咖啡

咖啡是一种兴奋剂，在某种程度上会提高人体对外界或自我的感受力。咖啡会提高性兴奋，使性欲提高，性高潮出现的时间缩短，并且对女性的作用比男性明显。国外有人认为，每天少量喝一杯咖啡能增强性欲并提高肾功能。

咖啡有提神醒脑的作用，这是因为咖啡因刺激了交感神经。简单地说，交感神经受到刺激就能恢复精力，但同时等于压抑了副交感神经。交感神经活动时，比交感神经弱的副交感神经就受到压抑。副交感神经职司夜晚的生理勃起等与性相关的功能。咖啡因摄取过量，会对性产生负面作用。因此，平常感情起伏较大，交感神经容易兴奋的人，特别在性行为前，最好不要喝过量的咖啡，以免压抑副交感神经，减低性欲。

咖啡是一种兴奋剂,过量对人体并无益处,它可使人在性生活后仍处于兴奋状态,不利于体力和精神的恢复。当然,晚上累得一直想睡觉,连性行为都办不到的人,傍晚则不妨先喝一杯浓郁咖啡,其提神作用可延续到夜晚,使你顺利地进行性行为。

三、具有补肾作用的天然食物

大自然赐予了人们众多的食物,每一种食物中都含有不同的营养物质,不同的人对食物的需要是不同的。人体不同的脏器,对食物的选择也不尽相同,但作为主体的人,完全有可能也应该根据自身的特点有选择性地进食。不同的人对天然食物的喜好不完全相同,人们在各自的年龄阶段也有其不同的需求,就是相似的体质,相似的年龄,从事不同的工作,或所处的环境不同,对食物的选择也不可能完全相同,但天然食物与你的生活密切相关,确是真的。当你根据你的爱好,你的经济能力,选择性地食用了这些补肾的食物之后,你会发现食物的魅力不仅仅是满足了你的食欲,还可使你的肾功能得到良好的改善。天然食物不仅对人们的心理有极大作用,而且对生理也有实际的作用。所以,天然食物应是首选,最好用天然的食物来代替药物治疗,做到返璞归真。

羊 肉

羊肉是民间常用的壮阳补肾的滋补食物。早在 1800 年前,医圣张仲景就将当归生姜羊肉汤归为食疗方剂,载入《金匮要略》。而《本草拾遗》更是将羊肉与人参相提并论,认为它是温补、强身、壮体的肉类上品。现代营养学也证实,羊肉不仅营养丰富,还含有微量性激素,的确有壮阳补肾之作用。日常生活中我们吃得最多的是绵羊肉。它脂肪含量多,口感细腻,属于热性,能增强身体御寒能力,适合产妇、患者食用。偶尔尝鲜时,有些人还爱吃山羊肉。这类羊肉胆固醇含量低,可以起到防止血管硬化以及预防心脏病的作用,特别适合高血脂患者和老人食用。但是,山羊肉属凉性,患者最好少吃，吃了以后也要忌口，最好不要再吃凉性的食物和瓜果等。羊肉适合清炖、闷煮、煨汤，当归生姜羊肉汤、苁蓉羊肉粥、附片枸杞炖羊肉、萝卜羊肉汤自古就是壮阳补肾的良方。

需要注意的是，吃羊肉进补禁忌较多：一是不宜与醋、茶叶同食，否则会降低壮阳补肾效果，产生鞣酸蛋白质，引发便秘；二是忌与西瓜、黄瓜等凉性食物同食，否则不仅会大大降低羊肉的温补作用，还会有碍脾胃功能。此外，夏季不宜吃羊肉，更不要与辣椒、生姜等辛辣调味品共烹，否则会上火。

鹿 肉

鹿肉味甘，性温，入脾、肾经，是壮阳补肾极品之一，有补五脏、调血脉、补肾益精、暖腰脊等作用，治虚劳羸瘦、产后无乳。鹿食品还具有治心悸、失眠、健忘、风湿和类风湿等功效。从汉代至清朝，鹿都是皇室御用之补品及菜肴。鹿全身都可食用，有全身是宝的说法，鹿的茸、肉、肾、尾、筋、血、骨、皮等均可食用。

鹿肉以高蛋白、低脂肪、易消化、营养丰富、味道鲜美而著称，鹿肉这种高蛋白、低脂肪和低胆固醇的优质结构正是目前健康饮食所倡导的，是中药中的滋补佳品；鹿筋可以壮筋骨，治疗风湿性关节炎；鹿髓是指鹿的骨髓和脊髓，能补阳益阴，生津润燥，凡是虚劳羸弱之人食之大有裨益；鹿茸用于增强肾功能，对于治疗腰膝酸软、血虚晕眩、精疲力乏、失眠、神经衰弱症、胃溃疡或痈疽等疾病都有良好功效；鹿鞭对腰膝酸痛劳损、肾虚耳鸣等症也有一定功效。鹿血为传统名贵中药，自古以来就是宫廷皇族、达官显贵治病健身的珍品，被称为"皇室不传之秘"。鹿血味甘咸，有补益虚损、和血止血的作用。服用鹿血后可提高机体的肾功能。梅花鹿尾巴的干货，能促进新陈代谢，抗衰老，防风湿，加速血液循环，增强肾功能，并能调节肾上腺皮质的功能。

驴 肉

民间有"天上龙肉，地上驴肉"的谚语，以此来形容驴肉之美。有的人以为驴肉一定是粗糙不堪的，而实际上驴肉肉质细嫩，远非牛、羊肉可比，只是上市量小，因而影响不如牛、羊肉大而已。驴肉味道鲜美，是一种高蛋白、低脂肪、低胆固醇肉类。驴肉蛋白质含量比牛肉、猪肉高，而脂肪含量比牛肉、猪肉低，是典型的高蛋白质、低脂肪食物，另外它还含有动物胶、骨胶原和钙、硫等成分，能为体弱、病后调养的人提供良好的营养补充。

中医认为，驴肉具有补气血、益脏腑等功能，是较为理想的保健食品之一，对于积年劳损、久病初愈、气血亏虚、短气乏力、食欲不振者皆为补益食疗佳品，对阳痿、筋骨酸软、气血虚亏有一定的疗效。但平素脾胃虚寒、有慢性肠炎、腹泻者忌食驴肉。吃驴肉后不宜立即饮茶。

狗 肉

俗话说"寒冬至，狗肉肥"，"狗肉滚三滚，神仙站不稳"。民间也有"吃了狗肉暖烘烘，不用棉被可过冬"、"喝了狗肉汤，冬天能把棉被当"的俗语。狗肉，味道醇厚，芳香四溢，所以有的地方叫香肉，是冬令进补的佳品。狗肉的食法很多，有红烧、清炖、油爆、卤制等。烹饪时，应以膘肥体壮、健康无病的狗为佳。

中医理论认为，狗肉味甘、咸、酸，性温，具有补中益气、温肾助阳之功。《本草纲目》记载："狗肉能滋补血气，专走脾肾二经而瞬时暖胃祛寒'补肾壮阳'，服之能使气血溢沛，百脉沸腾"。故此，中医历来认为狗肉是一味良好的中药，有补肾、益精、温补、壮阳补肾等功用。能安五脏，补脾益气，温肾助阳，可治脾肾虚亏、胸腹胀满、鼓胀、浮肿、老年体弱、腰痛足冷。除此之外，狗肉还可用于老年人的虚弱证，如尿溺不尽、四肢厥冷、精神不振等。用狗肉加辣椒红烧，冬天常服，可使老年人增强抗寒能力。

现代医学研究证明，狗肉中含有少量稀有元素，对治疗心脑缺血性疾病、高血压病有一定益处。狗肉营养价值很高,每100克狗肉含的蛋白质、脂肪可与牛肉、猪肉相媲美,而且含有钾、钙、磷、钠及多种维生素和氨基酸,是理想的营养食品。

狗肉壮阳补肾的食用方法:煮食或煎汤。用黑豆烧狗肉,食肉饮汤,可治疗勃起功能障碍、早泄;用熟附煨姜烧的狗肉能温肾壮阳、祛寒止痛。

🐦 小贴士

狗肉性温热,多食可上火。凡热病及阳盛火旺者不宜食用,有阳虚内热、脾胃湿热及高血压病患者应慎食或禁食。秋季人们会受到秋燥的侵袭,表现出不同程度的皮肤干燥、便秘、口鼻咽干、干咳少痰等症状。而具有温肾助阳、益气补虚作用的羊肉和狗肉属于温性食物,吃后不仅会引起"上火",还会化燥伤阴,加重人体津液的匮乏。这对深受秋燥困扰的人来说,无异于"火上浇油"。尤其是阴虚火旺体质的人,平时就容易上火,秋天更不能吃狗肉,否则,很快就会出现鼻子出血、咽喉疼痛等症状。

乌骨鸡

乌鸡又称乌骨鸡,它们不仅喙、眼、脚是乌黑的,而且皮肤、肌肉、骨头和大部分内脏也都是乌黑的。从营养价值上看,乌鸡的营养远远高于普通鸡,吃起来的口感也非常细嫩。至于药用和食疗作用,更是普通鸡所不能相比的,被人们称作"名贵食疗珍禽"。

中医理论认为,乌骨鸡有补虚劳赢弱、治消渴病、益产妇、治女性带下及一些虚损诸病的功用。中成药中的乌鸡白凤丸是滋养肝肾、养血益精、健脾固冲的良药,适合体虚血亏、肝肾不足、脾胃不健、阳痿早泄的人食用。

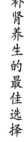

现代医学理论认为，食用乌鸡可以提高生理机能，延缓衰老，强筋健骨，对预防和辅助治疗骨质疏松、佝偻病、女性缺铁性贫血症等有明显功效。这是因为乌鸡与一般鸡肉相比，乌鸡有 10 种氨基酸，其蛋白质、维生素 B_2、烟酸、维生素 E、磷、铁、钾、钠的含量更高，而胆固醇和脂肪含量则很少，故人们称乌鸡是"黑了心的宝贝"。所以，乌鸡宜于补虚劳，养身体。

乌鸡连骨（砸碎）熬汤滋补效果最佳。炖煮时最好不用高压锅，使用砂锅文火慢炖最好。中老年高胆固醇血症、高血压病、肾功能较差者，或胃酸过多者、胆道疾病患者，不宜盲目喝乌鸡汤。

麻雀肉

麻雀肉甘、温，入肾、膀胱经。麻雀肉具有壮阳补肾益精、暖腰膝、缩尿的作用，可以煨食或煎汤。据《食物秘方》记载，雀肉能"补五脏，益精髓，暖腰膝，起阳道，缩小便，又治妇人血崩带下。"由于雀肉大热，春夏季及患有各种热症、炎症者不宜食用。中医研究雀肉能补阴精，是壮阳补肾益精的佳品，适用于治疗肾阳虚所致的勃起功能障碍、腰痛、小便频数及补五脏之气不足。

小贴士

需要指出的是，中医理论认为雀肉大热，春夏季及患有各种热症、炎症者不宜食用。有人认为，雀性大热并特淫，主张怀孕女性不应多食。《随息居饮食谱》中说："雀肉，阴虚内热及孕妇忌食"。《饮食须知》亦云："妊妇食雀肉饮酒，令子多淫。多食雀脑，动胎气，令子雀目"。因此，怀孕之人，雀肉与雀脑均忌多食。

雀肉烧熟食或酒浸饮，有温阳作用，对阳虚、男性勃起功能障碍、早泄、带下症等有较好的疗效。雀卵和雀脑亦有较好的补益作用。雀脑补肾利耳，熟食能治男性勃起功能障碍、遗精等症；雀卵有助肾阳、补阴精功效，对治疗男性勃起功能障碍、腰痛、精液清冷症有效，是我国民间新婚夫妇常吃的食物。这一点得到了当代医学的证明。研究发现，麻雀肉含有蛋白质、脂肪、碳水化合物、无机盐及维生素 B_1、维生素 B_2 等，这些都对激发性欲大有裨益，对阳虚、男性勃起功能障碍、早泄等都有较好疗效。

鸽　肉

鸽子又名鹁鸽、飞奴、白凤，肉味鲜美，还有一定的辅助医疗作用。著名的中成药乌鸡白凤丸，就是用乌骨鸡和白凤为原料制成的。古语说："一鸽胜九鸡"，鸽子营养价值较高，对体虚病弱者、手术患者、老年人及儿童非常适合，同时也适合于肾功能低下的人食用。

白鸽的性激素分泌特别旺盛，繁殖能力极强，所以人们把白鸽作为扶助阳气强身的妙品，认为它具有补益肾气、强壮机能的作用。

中医理论认为，鸽肉性平、味甘咸，易于消化，具有滋补益气、祛风解毒、清热活血、行瘀滋补、补肾壮阳的功效，对病后体弱、头晕神疲、记忆衰退有很好的补益治疗作用。可用于虚劳、血虚经闭等病症的辅助治疗。

现代医学研究认为，鸽肉含粗蛋白质、粗脂肪、灰分等。鸽肉消化率可达 97%。此外，鸽肉所含的钙、铁、铜等元素及维生素 A、维生素 B、维生素 E 等都比鸡、鱼、牛、羊肉含量高。

鸽肝中含有最佳的胆素，可帮助人体很好地利用胆固醇，预防和辅助治疗动脉硬化。民间称鸽子为"益血动物"，贫血的人食用后有助于恢复健康。

乳鸽的骨内含有丰富的软骨素，可与鹿茸中的软骨素相媲美，经常食用，具有改善皮肤细胞活力、增强皮肤弹性、改善血液循环、使面色红润等功效。

鸽肉中还含有丰富的泛酸，对脱发、白发等有很好的疗效。乳鸽含有较多的支链氨基酸和精氨酸，可促进体内蛋白质的合成，加快创伤愈合。

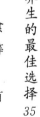

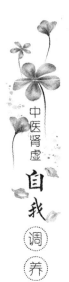
小贴士

食鸽肉以清蒸或煲汤最好,这样能使营养成分保存最为完好。由于鸽肉性平,所以适宜于大多数人食用,尤其是适宜于中老年人食用,用古人的话说就是食鸽诸无所忌。

具体食用方法:取白鸽肉半只,巴戟天10克,淮山药10克,枸杞子10克,炖服,喝汤食肉。或上药配用乳鸽1只,若服后偏燥,也可用白木耳适量炖乳鸽,则补而不燥。或取鸽1只(去毛和内脏),枸杞子25克,黄精25克,食盐适量,隔水蒸熟食用,治肾虚阳痿早泄等症或老年人体虚。

鹌鹑肉

俗话说:"要吃飞禽,还数鹌鹑"。鹌鹑肉嫩味香,香而不腻,一向被列为野禽上品。鹌鹑的肉和蛋是很好的补品,有补益强壮的作用。据《礼记·曲礼》中记载,春秋时鹌鹑已成"上大夫之礼",出现在宫廷宴席上。古埃及的金字塔中,也有食用鹌鹑的记载。

鹌鹑肉不仅味鲜美、营养丰富,还含有多种无机盐、卵磷脂、激素和多种人体必需氨基酸。鹌鹑肉中的微量元素、氨基酸的含量高于鸡肉。尤其是鹌鹑肉含有重要卵磷脂,是人类高级神经活动不可缺少的营养物质,其胆固醇含量较低,优于鸡肉。鹌鹑肉以其丰富的营养和药用价值被称为"动物人参",食之既有补益的作用,又能够辅助治疗疾病。李时珍《本草纲目》记载,鹌鹑具有"补五脏,益中气,壮筋骨,耐寒暑,消结热"等功能,常食之对神经衰弱、血管硬化、肺结核、营养不良、支气管哮喘、四肢乏力、小儿疳积、男性阳痿早泄等均有很好的疗效。

食用方法：

（1）鹌鹑1～2只，去毛及肠杂，党参20克，淮山药30克，食盐、水适量，蒸熟食用。有健脾强胃、补中益气的作用。适用于脾胃虚弱、食欲不振、阳痿早泄、精神疲倦等症。

（2）鹌鹑1只，去毛及肠杂，羊肉250克，小麦50克，同煮汤，用少量食盐调味食用。有补气补血、滋阴壮阳补肾的作用。适用于年老或病后体虚、血虚头晕、身体瘦弱、面色萎黄、阳痿早泄、体困神疲等气血两亏之证。

羊　肾

羊肾又名羊腰子，具有补肾气、益精髓的作用。治肾虚劳损，腰脊疼痛，足膝痿弱，耳聋，阳痿，尿频，遗精等症，适用于肾虚勃起功能障碍者食用。《日华本草》说，羊肾能"补虚损，阴弱，壮阳益肾"。现代营养学认为，羊肾含有丰富的蛋白质、脂肪、维生素A、维生素E、维生素C、钙、铁、磷等，对于促进肾功能有一定的作用。

食用方法：白羊肾1对，肉苁蓉30克，将羊肾去脂膜、切细，肉苁蓉酒浸，切细，以二物相和，入葱白、盐、酱椒，煮作羹，空腹食之，日1剂。

猪　腰

猪腰又名猪肾或猪腰子，为猪科动物猪的肾。猪腰是日常大多数人喜欢食用的肉食之一，可加工成各种菜肴，以供不同人群食用。根据中医"以脏补脏"之理，民间常用猪肾来食疗中医所说的各种肾病。

中医理论认为，猪腰有补肾强身的功效，对肾虚腰痛、水肿等症有一定的疗效；有滋肾利水的作用，适宜孕妇间隔食用，以及有腰酸、腰痛的肾虚者，遗精、盗汗者，老年人肾虚耳聋、耳鸣者食用。《本草纲目》指出："肾有虚热者宜食之。"因肾虚热所致的性欲低下者，常食猪肾有提高性兴奋作用。

现代医学研究发现，猪腰含有锌、铁、铜、磷、维生素B族、维生素C、蛋白质、脂肪等,是含锌量较高的食品,所以适宜于性欲较差的人食用是有科学依据的。

🌿 小贴士

在清洗猪的肾脏时,可以看到白色纤维膜内有一个浅褐色腺体,那就是肾上腺。它富含皮质激素和髓质激素。如果孕妇误食了肾上腺,其中的皮质激素可使孕妇体内血钠增高,排水减少而诱发妊娠水肿。髓质激素可促进糖原分解,使心跳加快,诱发妊娠高血压病或高血糖等疾患,同时可出现恶心、呕吐、手足麻木、肌肉无力等中毒症状。因此,吃猪腰时,一定要将肾上腺割除干净。

海 参

俗话说:"陆有人参,水有海参。"海参,原名沙沥,属棘皮动物。海参身上长满了肉刺,颇像一根黄瓜,人们形象地称它为"海瓜"、"海黄瓜"。海参其貌不扬,但憨态可掬,价值昂贵,是海产珍品。海参是一种古老的洋溢软体动物,至少已有 5000 万年以上的历史,在生物界真可谓是位"老资格"了。

海参和我国东北长白山的人参一样,属于延年益寿的珍品。中医认为,海参具有补气养血、补肾益精、滋阴润燥、抗癌、抗真菌等功效,可治精血亏损、虚劳、阳痿、梦遗、小便频数、便秘、神经衰弱、癫痫、腹水等。

现代医学证明,海参中的牛磺酸、烟酸等具有调节神经系统、快速消除疲劳、预防皮肤老化的功效,另外海参中含有的牛磺酸、赖氨酸、蛋氨酸等在植物性食品中几乎没有。海参对防止人体内脏和皮肤的老化、增强血管弹性、治疗高血压病与冠心病及退黄胆、治肝炎、治痔疮、治胃溃疡,以至预防癌症等,都有一定的疗效。

甲 鱼

　　甲鱼学名鳖,又称水鱼、团鱼,是人们喜爱的滋补水产佳肴,它无论蒸煮、清炖,还是烧卤、煎炸,都风味香浓,营养丰富。甲鱼还具有较高的药用食疗价值。由于甲鱼价格适宜,越来越多的人开始食用甲鱼滋补身体。

　　中医理论认为,食甲鱼还能"补虚劳,壮阳补肾气,大补阴之不足。"食甲鱼对肺结核、贫血、体质虚弱等多种病患亦有一定的辅助疗效。甲鱼还具有养阴清热、平肝息风、软坚散结、凉血活血等功能,治骨蒸劳热、久疟、久痢、崩漏、带下、贫血、肝硬化。适用于肝肾阴虚所致的早泄、滑精患者食用。

　　现代医学研究发现,甲鱼肉及其提取物能有效地预防和抑制肝癌、胃癌、急性淋巴性白血病,并用于预防和辅助治疗因放疗、化疗引起的虚弱、贫血、白细胞减少等症。常食甲鱼可降低血胆固醇,因而对高血压病、冠心病患者有益。

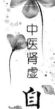

鳝　鱼

黄鳝又叫鳝鱼，是人们经常食用的鱼类，其营养丰富、肉味鲜美，是淡水鱼中的佳品。鳝鱼和人参一样，具有很高的药用价值，民间有"夏吃一条鳝，冬吃一枝参"的说法。

关于鳝鱼的药用价值，在很多中医典籍中都有记载：其味甘、性温，能补虚损、温肾壮阳、除风湿、通经脉、强筋骨，主治痨伤、风寒湿痹、产后淋漓、下痢脓血、阳痿早泄。

现代营养学研究成果表明，鳝鱼肉中含有丰富的蛋白质、脂肪，还含有磷、钙、铁、多种维生素等营养成分，是一种高蛋白、低脂肪的食品，尤其是中老年人的营养补品。医学研究发现从鳝鱼肉中提炼出的"黄鳝鱼素"有降低和调节血糖的作用。鳝鱼含有丰富的 DHA 和 EPA（即保健市场上的"脑黄金"），不仅使人头脑聪明，还有抑制心血管疾病和抗癌、消炎的作用。

小贴士

爆炒的鳝鱼丝或鳝鱼片，虽味美可口，却对人体健康不利。根据科学测定，在一些黄鳝体内，有一种叫颌口线虫的囊蚴寄生虫，如果爆炒鳝鱼丝或鳝鱼片，未烧熟煮透，这种寄生虫就不会被杀死，食入人体约半个月，就会发生颌口线虫感染，不仅会使人的体温突然升高，出现厌食，而且会在人的颈颌部、腋下及腹部皮下出现疙瘩，严重的还会引发其他疾病。

墨　鱼

墨鱼是肾虚男人的珍品。墨鱼亦称乌贼鱼、墨斗鱼、目鱼等，属软体动物中的头足类。其肉、脊骨(中药名为海螵蛸)均可入药。李时珍称墨鱼为"血分药",是治疗妇女贫血、血虚经闭的良药。历代医学专著对墨鱼的医疗保健作用评价均较高。墨鱼肉性味咸、平,有养血滋阴、益胃通气、祛瘀止痛的功效,用于月经失调、血虚闭经、崩漏、心悸、遗精、耳聋、腰酸肢麻等。墨鱼性味咸,具有补肾填精、开胃利水之功效,用于肾虚所致的遗精、滑精。海螵蛸性味咸、涩、微温,具有收敛止血、制酸等作用,用于胃酸过多、胃及十二指肠溃疡、小儿软骨症等,外用可止血及治皮肤溃疡、目翳多泪、阴囊湿疹等。以下介绍几种墨鱼药膳。

(1)补骨脂墨鱼汤:补骨脂 30 克,大枣 10 克,墨鱼 50 克,海螵蛸 10 克,调料适量。将墨鱼泡发,洗净,切丝。将海螵蛸、补骨脂水煎取汁,去渣,纳入墨鱼、大枣,同煮至墨鱼熟后,用食盐、味精、葱、姜等调服,每日 1 剂。用于阴虚血亏之月经量少或经闭。

(2)墨鱼骨炖猪皮:墨鱼骨 15 克,猪皮 60 克。将墨鱼骨、猪皮洗净,猪皮切成小块与墨鱼骨同放碗内加水,隔水用文火炖至猪皮熟透即可,每日 2 次。适用于身体虚弱及血热型崩漏。

(3)墨鱼炖鸡汤:墨鱼 1 个洗净切片,母鸡 1 只洗净,加盐、姜等共炖熟食用。用于产妇补益气血,增加乳汁。

(4)墨鱼鹌鹑蛋汤:墨鱼 60 克,鹌鹑蛋 5 个,共煮汤,加调味品食用。用于治疗贫血、头晕、闭经。

(5)墨鱼香菇粥:墨鱼 1 只,猪肉 100 克,粳米 100 克,水发香菇 50 克,冬笋 50 克,调料适量。墨鱼泡发切丁,再加猪肉、粳米、香菇煮成粥,加味精、盐、胡椒粉调味食用。用于益气调经,收敛止血。主治闭经、白带多。

(6)墨鱼冬瓜粥:墨鱼 150 克,冬瓜 100 克,粳米 100 克,调料适量。粳米洗净煮粥,熟后放入墨鱼、冬瓜丁,煮一会儿后再加料酒、盐、味精、葱、姜、蒜、胡椒粉、麻油,稍煮即食。用于补脾益胃,利水消肿。主治肾炎、水肿、痔血。

对 虾

对虾被人们誉为"八大海珍品"之一,具有极高的营养价值,属我国特产。因个大出售时常成对出售而得名对虾。对虾是一种味道鲜美且营养高的高档水产品。对虾体长大而侧扁,雄性体长 13～17 cm,雌性体长 18～24 cm。对虾甲壳薄,光滑透明,雄性个体呈棕黄色,雌性个体呈青蓝色。全身由 20 节组成,额角上下缘均有锯齿。

中医理论认为,对虾具有壮阳补肾、化痰开胃、补精通乳之功。凡久病体虚、气短乏力、不思饮食者,都可将其作为滋补食品,对阳痿、肾功能减退有良效。人常食虾,有强身壮体的效果。

现代中医营养学认为,无论是淡水虾还是海虾营养价值皆较为丰富,脂肪、微量元素(磷、锌、钙、铁等)和氨基酸含量甚多,还含有荷尔蒙,有助于壮阳补肾。

食用方法:对虾 200 克,加油盐炒食,每日 1 次,连服 10 日。对男性阳痿、早泄有辅助治疗作用。

🌱 小贴士

生食"醉虾"不利健康。有不少人习惯把"蹦蹦跳跳"的活虾放在酒中蘸一下"醉吃",认为这样比较新鲜,其实,这种时尚生食法不卫生。虾体上会沾有肝吸虫病,有人吃了"醉虾"后,经常有急性感染症状出现,如高热寒战,肝区疼痛,黄疸,血中嗜酸性粒细胞显著升高,大便可查到虫卵,严重者出现上腹饱胀、食欲不振等症状,还可因肝功能衰竭而死亡。因此,虾宜熟食,不宜生食。

泥　鳅

泥鳅又名鳅鱼，收载于《本草纲目》。李时珍说："长 3～4 寸，沉于泥中，如鳝而小，头尖，身青黄色，无鳞，以涎自染，滑疾难握。"泥鳅体细长，呈圆筒形，黄褐色。泥鳅的煮法有很多，如泥鳅粥、炸泥鳅等。

中医认为，泥鳅具有补中益气、助阳利尿、解酒、消肿的作用。对糖尿病、阳痿、水肿、痔疾、醉酒不适、皮肤痒疹、传染性肝炎、胆囊炎、疥癣有治疗作用。李时珍在《本草纲目》中说："泥鳅甘平无毒，能暖中益气，治消渴饮水，阳事不起"。

现代医学认为，泥鳅肉质细嫩，味道鲜美，营养丰富，含有人体必需的多种营养成分，如蛋白质、脂肪、糖类、多种维生素和钙、磷、铁等微量元素。这些含量均高于一般的鱼类，并且肉质细嫩鲜美滑口，因此泥鳅有"水中人参"的美称。需要提出的是，在加工食用泥鳅前要先把小泥鳅放在水盆里，让它在清水中吐净了泥，这样就可以排出脏物了。

牡　蛎

牡蛎又名蚝、海蛎子。古时有人认为，牡蛎是由海气化成的，纯雄无雌，故称为"牡"。牡蛎的贝壳自古列为药用，其肉味鲜美，生食、熟食均可，也可加工成蚝豉、蚝油和罐头品。欧洲人称牡蛎是"海洋的玛娜"（即上帝赐予的珍贵之物）、"海洋的牛奶"，古罗马人把它誉为"海上美味圣鱼"，日本人则称其为"根之源"、"海洋之超米"，它是唯一能够生吃的贝类。

中医理论认为，牡蛎可作为一种潜阳固涩、软坚散结的药物，用于肝阴不足、肝阳上亢的头目眩晕、心悸失眠、烦躁不安、耳鸣，以及自汗盗汗、遗精、胃痛泛酸、瘰疬痰核、癥瘕痞块等症的治疗。

现代医学研究认为，牡蛎含有丰富的锌元素及铁、磷、钙、优质蛋白质、糖类等多种维生素。常食牡蛎可提高肾功能及精子的质量，对男性遗精、虚劳乏损、肾虚勃起功能障碍等有较好的效果。

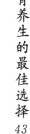

食用方法：煅牡蛎 50 克，莲须 10 克，芡实 20 克，水煎服，每日 2 次。对滑精、早泄有辅助治疗作用。

淡 菜

淡菜不是菜，如同鲍鱼不是鱼一样，都是软体动物，都是贝类。不同的是，淡菜是双壳类的，鲍鱼是单壳类的。淡菜为海产蚌类食品，别名海红、红蛤、壳菜，雅号"东海夫人"。蚌肉俗称水菜，取其肉加工晒干，不加食盐，其味甘淡故称"淡菜"。

淡菜是一种常见的海味食品。淡菜的营养价值较高，含有丰富的蛋白质、脂肪、糖类、钙、磷、铁。此外，淡菜还含有多种维生素和微量元素，宜于绝大多数人食用。

淡菜具有补肝肾、益精血、解热除烦的功效。主治虚劳羸瘦、头晕耳鸣、高血压病、胸中烦热、腰痛、盗汗、崩漏、带下、阳痿、吐血、子宫出血、瘿瘤、贫血、久痢等。

小贴士

淡菜食用前应将淡菜干放入碗中，加入热水烫至发松回软，捞出，摘去淡菜中心带毛的黑色肠胃，褪去沙粒，在清水内洗净，然后放入锅中，加入清水，用小火炖烂，可供食用。淡菜的吃法很多，淡菜干用排骨或鸡煨汤，味道极鲜。淡菜和萝卜同炒，有特殊风味，将淡菜干放在油锅中煎成黄色，煮成汤料，其味道不亚于虾米汤。也可同西洋菜、大骨一同煲汤。淡菜可以与其他蔬菜一起烹饪成各式菜肴，当然，淡菜作为补肾抗衰食物，煲汤或煲粥吃是最为方便的。

淡菜性偏温，有温肾壮阳的作用。作为水产食品，相对壮阳药物而言，壮阳作用颇为温和,可以常食,对于有肾阳虚衰征象的中老年人群较为适宜。这些人群平素表现为怕寒喜暖、手足欠温、腰脊酸楚、两膝酸软、足跟痛、耳鸣、神疲、健忘、性欲减退、小便清长、大便溏软、舌体淡胖等。

选购淡菜忌不选择。由于新鲜淡菜不易保存,故常煮熟后晒干制成淡菜干,人们在选购淡菜干时,以个头不大不小、颜色呈深黄色的为佳。淡菜的主要补肾方如下。

(1)阳痿:淡菜、虾米各 50 克,煮食。

(2)月经过多:淡菜 50 克,与猪肉共煮,行经前服。

(3)盗汗:淡菜(焙干,研末)100 克,陈皮(研末)50 克,研和,蜂蜜为丸,每服 6 克,每日 3 次。

(5)阳痿、经血过多:淡菜 100 克,猪瘦肉适量,同煮汤食用。适用于男子阳痿,女性崩漏;月经前服用,能够辅助治疗经血过多。

(6)头晕、腰痛、小便余沥、女性白带过多、小腹冷痛:淡菜用黄酒浸泡,和适量韭菜煮食之,每日 1 次,有补肾助阳之功。治头晕、腰痛、小便余沥、女性白带过多、小腹冷痛。

(7)盗汗、女性久痢带下:淡菜 100 克,洗净后用姜汁、酱油、料酒等调料腌渍一下;糯米煮饭,水将干时,加入淡菜至饭上,用小火焖熟食用。有补五脏、益精血、止虚汗的作用,能够辅助治疗小儿夜间盗汗、女性久痢带下等症。

松 子

松子又名松子仁、海松子、新罗松子,为松科植物红松的种子。从古至今,人们普遍喜食。明代的《本草经疏》中指出,"松子味甘补血。血气充足,则五脏自润,发黑不饥。仙人服食,多饵此物。故能延年,轻身不老"。故被誉为"长生果"。

中医理论认为,松子是重要的壮阳补肾食品。现代医学认为,食用松子有强身健体、延缓衰老、消除皮肤皱纹、润肤美容、增强肾功能等作用。

松子仁中含有较多不饱和脂肪酸、优质蛋白质、多种维生素和矿物质,是中老年人滋补保健食品。对食欲不振、疲劳感强、遗精、盗汗、多梦、体虚缺乏勃起力度者有较好疗效。松子含有油脂可滋养肌肤,使皮肤细腻柔润。宜于肾功能低下的人食用。

核 桃

核桃为胡核科植物胡桃的果实,又名胡桃、差桃、万岁子等。相传张骞出使西域带回,可能与胡茄、胡椒、胡琴等都属于西北民族特产,现产于太行山区、新疆、山东等半山区或丘陵地带,能耐干旱。核桃民间号称"长寿食品"。

✨ 小贴士

核桃含油脂多,吃多了会令人上火和恶心,正在上火、腹泻的人不宜吃。一般来说,每天服用核桃仁的重量,应在30克左右,大约相当于4个核桃。核桃仁所含的脂肪,虽然有利于清除胆固醇的不饱和脂肪酸,但脂肪本身具有很高的热量,如果过多食用又不能被充分利用的话,就会被人体作为胆固醇储存起来,结果适得其反。所以,一次食用核桃也不宜过量。

核桃属增强性欲的食物,有健肾、补血、益胃、润肺等功能。可用于肾虚腰膝冷痛、勃起功能障碍、遗精、尿频、女性崩漏;有改善大脑的功能,抗御机体衰老,强身补肾,延年益寿。我国北方的汉族民间流传着"撒核桃枣儿"的有趣婚姻习俗,在娶亲之时,新郎、新娘拜过天地后,便由送亲奶奶手执托盘,盘中盛着核桃、红枣,一边抓把核桃、枣儿撒向炕,一边唱着:"双双核桃双双枣,生儿聪明生女巧;双枣儿双核桃,儿子健壮女美貌。"这个祝词的寓意是:核桃质坚而味美,象征子女强健有为,枣子有"早子"的谐音,象征早生贵子。因此,当地习俗严格规定,撒在炕上的核桃枣儿,只能由新郎、新娘共同食用,其他人不准抢食。现代医学研究认为,核桃含蛋白质、维生素 A、维生素 B_1、维生素 B_2、维生素 C、维生素 E、钙、磷、镁、锰及锌等有助肾功能的营养物质。

食用方法:核桃仁 3 个,五味子 5 粒,蜂蜜适量,于睡前嚼服。此法对耳鸣、遗精等症有一定的辅助治疗作用。

俗话说:"五谷加红枣,胜似灵芝草","一日食三枣,百岁不显老"。在中医许多抗衰老方剂中也常用到大枣,由此可见大枣的作用是显而易见的。大枣对养生保健作用不可低估,尤其是患有慢性疾病的中老年人,更不可忽视大枣的保健作用。常用的医疗处方中,除了大枣、红枣外,还有养血的酸枣,而纯粹作为水果的,则有润肺和胃的鲜蜜枣和金丝蜜枣。

中医理论认为,大枣有催情作用,属增强性欲的食物,气虚、肾虚的女性常吃红枣,可增强性欲。现代医学理论认为,大枣营养丰富,含有较多的维生素,有"天然维生素"之称;含有糖类、矿物质等营养;另含蛋白质、糖、黏液质、钙、磷、铁等均有利于肾功能。

需要说明的是,大枣味甘而能助湿,食用不当或一次食用过多,可致脘腹痞闷、食欲不振。故有湿盛苔腻、脘腹胀满的人须忌用。女性月经期间,会出现眼肿或脚肿的现象,其实这是中医所说的湿重的表现,这些人就不适合服食红枣。因红枣味甜,多吃容易生痰、生湿,水湿积于体内,水肿的情况就会更严重。如果非经期有腹胀的女性,也不适合喝红枣水,以免生湿积滞,越喝腹胀的情况越无法改善。体质燥热者,也不适合在月经期间喝红枣水,因红枣水可能会造成经血过多。

韭 菜

古代不少著名诗人的诗中都提到过韭菜,如唐代诗人杜甫的"夜雨剪春韭,新炊间黄粱",宋代诗人苏轼的"渐觉东风料峭寒,青蒿黄韭试春盘"。可见,韭菜自古以来就受到我国人民的喜爱和重视。但鲜为人知的是,韭菜还是一味传统的中药,自古以来广为应用。

中医理论认为,韭菜有温中行气、散血解毒、保暖、健胃整肠的功效,用于反胃呕吐、消渴、鼻衄、吐血、尿血、痔疮以及创伤瘀肿等症,都有相当的缓解作用。其叶和根有散瘀、活血、止血、止泻补中、助肝通络等功效,适用于跌打损伤、噎膈反胃、肠炎、吐血、鼻衄、胸痛等症。除了可温补肝肾,助阳固精的作用也很突出,可与现今的"伟哥"相比。《本草拾遗》中写道:"韭菜温中下气,补虚,协调脏腑,使人能食,益阳。"《本草纲目》又说,韭菜补肝及命门,治小便频数、遗尿等。

食用方法:韭菜籽8克,月季花果9个,共煎服,每日1剂,日服3次。可治疗肾虚遗精、滑精、老年多尿、夜尿频数、小儿遗尿等。

 小贴士

中医认为,韭菜"春食则香,夏食则臭",生食韭菜(包括凉拌)辛而散血,熟则甘而补中。有多食生韭菜令人口气发臭和目眩之说。现在营养学家也认为,生韭菜最好不要食用,若加工熟用则有补中健体的滋补作用。患有痈疽疮肿及皮肤癣、皮炎、湿毒者忌食;阴虚火亢者也应慎食生韭菜,主要是因为本品性辛辣温热,虽有壮阳补肾祛寒之功,亦能刺发皮肤疮毒。多食会上火且不易消化,因此阴虚火旺、眼疾和胃肠虚弱的人不宜多食。另外,隔夜的熟韭菜不宜再吃。

现代研究认为,韭菜除含有较多的纤维素,能增加胃肠蠕动,对习惯性便秘有益和对预防肠癌有重要意义外,它还含有挥发油及含硫化合物,具有促进食欲、杀菌和降低血脂的作用,还含有挥发性精油及含硫化合物,所以食用韭菜对高血脂及冠心病患者颇有好处。故韭菜不仅是常用蔬菜,而且具有药用价值。

荔　枝

荔枝别名福果、丹荔,是著名的岭南佳果,属亚热带珍贵水果,岭南四大名果之一。它原产我国南部,有 2000 多年的栽培历史。其中"一骑红尘妃子笑"的果王荔枝,特别是俗称"糯米糍"的品种,核尖小,肉芳洌清甜,完全可以想象苏东坡"日啖荔枝三百颗,不辞长做岭南人"真情流露的满足样子。荔枝因果实成熟时枝弱而蒂固,不可摘取,只能用刀连枝剪下,故名荔枝。荔枝因形色美艳、质娇味珍、超凡出众而被古人宠爱,称誉为"人间仙果"、"佛果"。

> ✦ **小贴士**
>
> 荔枝虽有补肾壮阳之功,但在荔枝飘香季节,如果连续多日大量地食用鲜荔枝,不少人往往会产生头晕、心慌、脸色苍白、易饥饿、出冷汗等症状,严重者还会抽搐、呼吸不规则、脉搏细弱,甚至突然昏迷等类似低血糖的病理表现,这就是荔枝急性中毒,也叫荔枝病。所以,荔枝一次食用不宜过量。

中医理论认为,荔枝有生津、益血、理气、止痛之功,能治烦渴、呃逆、胃痛、瘰疬、疔肿、牙痛、外伤出血;有补益气血、填精生髓、生津和胃、丰肌润肤等功效,又可用于治疗病后津液不足及肾虚梦遗、脾虚泄泻、健忘失眠诸症。体瘦肤黑、勃起功能障碍早泄者,取荔枝干 10 个,五味子 10 克,金樱子

15克,水煎服,每日一剂,久服,可强身健体,治疗疾病。

现代医学研究发现,荔枝含果胶、苹果酸、柠檬酸、游离氨基酸、果糖、葡萄糖、铁、钙、磷、胡萝卜素以及维生素 B_1、维生素 C、粗纤维等成分。荔枝既是健身益颜的保健水果,可改善消化功能、人体血液循环,故有润肌美容的作用;又可改善人的肾功能,用于治疗遗精、勃起功能障碍、早泄、阴冷诸症。

栗 子

栗子又名板栗,有"干果之王"的美称,在国外被誉为"人参果"。古时还用来代替饭食。春秋战国时期,栽种栗子已很盛行。香甜味美的栗子,自古就作为珍贵的果品,是干果之中的佼佼者。栗子有多种吃法,栗子泥制成蛋糕,是有益的甜点。善于吃栗的人,将栗子风干,味更鲜美,比砂炒或蒸熟更妙。古人诗云:"老去自添腰脚病,山翁服栗旧传方,客来为说晨与晚,三咽徐收白玉浆。"说明栗子可治老年肾虚,腰脚无力。

中医理论认为,栗子性味甘、温,入脾、胃、肾三经,有养胃、健脾、补肾、壮腰、强筋、活血、止血、消肿等功效,适用于肾虚所致的腰膝酸软、腰脚不遂、小便多和脾胃虚寒引起的慢性腹泻及外伤骨折、瘀血肿痛、皮肤生疮、筋骨痛等症。明代医学家李时珍介绍的食用方法是:"以袋盛生栗,悬挂风干,每晨吃十余颗,随后吃猪肾粥助之,久必强健。"吃时要细细嚼碎,口感无渣,成为浆液,一点一点咽下去,才能起到作用。

现代医学研究认为,栗子的营养十分丰富,据介绍栗肉含有蛋白质10%、淀粉70%左右,还含有丰富的多种微量元素及矿物质,这些都是人体必需的营养物质,对于维护身体健康和补肾有重要的作用。

需要说明的是,栗子生食难消化,熟食又易滞气,故一次不宜吃得太多,特别是小儿,熟食也要适量,否则会致病。凡有脾虚消化不良、湿热甚者均不宜食用。

大　葱

葱是我国最古老的蔬菜之一，它和姜、蒜、辣椒、胡椒合称"五辣"。它既是蔬菜，又是很好的调味品。荤、素菜都少不了它，民间有"无葱不炒菜"、"无葱不成席"之谓。有它可去腥除膻，增加香味；没它，就做不出美味佳肴。葱主要以叶鞘组成的假茎（俗称葱白）和嫩叶供食用，葱根须供药用。原产于中国西部和西伯利亚。葱既作菜肴，也作调味，又用养生。葱一般分为大葱和小葱。大葱主产于淮河、秦岭以北和黄河流域中下游。

中医理论认为，葱有壮阳补肾的功用。现代医学研究认为，葱可促进人体性腺的分泌。事实上，在世界各地的民间也有用葱增强性欲的方法，据说印度人在婚礼前几天就以"吃葱炒鸡蛋"为主，以保证新婚之夜的性爱美满。

鸡　蛋

鸡蛋是自然界的一个奇迹，一个受过精的鸡蛋，在环境、温度合适的条件下，不需要从外界补充任何养料，就能孵出小鸡，这就足以说明鸡蛋的营养是非常完美的。鸡蛋不仅是人们所喜欢的一种高营养食物，而且还是一种药物。古代名医张仲景创立"苦酒汤"，以蛋清、半夏、苦酒组成，治疗语言不利。以蛋清和黄连水滴眼，能辅助治疗结膜炎，在眼药水大量上市的现代，这种方法已使用不多，但鸡蛋的药用价值却不会被人忘却，而且千百年来民间积累了无数的鸡蛋养生治病经验。

中医理论认为，鸡蛋是人体肾功能的营养载体，是性生活后恢复元气最好的"还原剂"。印度医生建议，夫妻在过性生活之前，应多喝由鸡蛋、牛奶和蜂蜜煮成的大米粥。我国民间也流传着新婚晚餐煎鸡蛋的习俗。之所以如此，从营养角度来看，鸡蛋内含有蛋白质、脂肪、卵磷脂、卵黄素、维生素 A、维生素 D、B 族维生素和铁、钙、磷、钾、硒等，且易被人体吸收，不论是蛋黄还是蛋清，人体利用率均在 95％ 以上。由此可见，食用鸡蛋对于肾功能的增强,保证肾的营养十分有益。

蜂 蜜

　　蜂蜜是一种天然食品,味道甜蜜,所含的单糖不需要消化就可以被人体吸收,对妇女、儿童特别是老人更具有良好的保健作用,因而被称为"老人的牛奶"。蜂乳即蜂王浆,是工蜂分泌出来的用来饲喂幼虫和蜂王的食物,营养比蜂蜜高得多。

　　蜂蜜由于其性味甘、平,有润肺补中、缓急解毒、润肠通便的功效,中医将蜂蜜列为健康与保健的上品。李时珍说:"蜂蜜入药之功有五:清热也,补中也,解毒也,润燥也,止痛也。生则性凉,故能清热;熟则性温,故能补中;甘而和平,故能解毒;柔而濡泽,故能润燥;缓可以去急,故能止心腹肌肉疮疡之痛;和可以致中,故能调和百药而与甘草同功。"

　　现代医学研究认为,蜂蜜是人们生活中常用的天然营养佳品,又是人们喜欢食用的甜味品。营养学专家认为,蜂蜜所含的糖 80％是易于消化的葡萄糖和果糖,而且其比例非常合适,能直接为人体吸收利用。此外,蜂蜜还含有多种维生素和矿物质,可补充人体这方面的不足,有利于益寿延年。

由于蜂蜜的营养特别的丰富，所以蜂蜜在民间常用作新婚后的补益食品。在世界各地也是如此，如阿拉伯人还有吃天然蜂蜜壮阳补肾的习俗，尤其是用芝麻和蜂蜜调制的"赫瓦糖"，是一些部落秘不外传的壮阳补肾偏方。现代医学证实，蜂蜜里含有大量的植物性雄激素，并含有一种与人体脑垂体激素相仿的化学物质，具有明显的活跃性腺的功效。另外，天然蜂蜜中的糖很容易被人体吸收，对男性精液的形成十分有益。

小贴士

营养学家提醒，在食用蜂蜜时，应注意不要用开水冲调或高温煮沸。因为在高温时，蜂蜜中的很多营养素（尤其是维生素和酶类）会被破坏，且影响原有的色、香、味。故在食用蜂蜜时，只要用温开水稀释调匀就行了。由于蜂蜜含果糖量高，糖尿病患者食用要适量。要注意蜂蜜不能盛放在金属器皿中，以免增加蜂蜜中重金属的含量。蜂蜜也不宜和茶水同食，否则会生成沉淀物，有害健康。蜂乳不适合那些对花粉过敏者食用，低血糖的人也不宜多食。蜂蜜有润肠通便的作用，泄泻或便溏者忌食。

四、吃这四种食物容易损伤肾功能

祖国医学认为，"性凉，多食损元阳、损房事"。现已发现，菱角、茭白、海松子、兔肉、猫肉、猪脑、羊脑、水獭肉、粗棉籽油等对肾功能不利，常吃会出现肾功能减退或精子减少、阳痿等。因此，对以上这些食物，有肾功能障碍的人应该禁食，肾功能正常的也宜少食。对一些能降低性兴奋水平的食品，肾功能较差者也应尽量不要食用。

莲子心

莲子心又名莲薏、苦薏。它含莲心碱、异莲心碱、金丝桃、芸香及黄酮类物质。莲子心性凉味苦，有清心火、降血压、止汗、养神的作用，用之泡茶饮，适宜于高血压头昏、心烦失眠、梦遗滑精和盗汗之人。清代食医王孟英就曾说："莲子心敛液止汗，清热养神，止血固精。"另据研究发现，莲子心中所含的莲心碱有平静性欲之功，对性欲亢进者有效。因此，对男子更年期心肾不交，性欲亢进，阴茎易举者，食之颇宜。《随息居饮食谱》在介绍莲子心的作用时指出："敛液止汗，清心，养神，止血固精，所谓能靖君相火邪也。"但莲子心不宜于肾功能较差的人食用。

冬 瓜

冬瓜形状如枕，又叫枕瓜，生产于夏季。为什么夏季所产的瓜，却取名为冬瓜呢？这是因为瓜熟之际，表面上有一层白粉状的东西，就好像是冬天所结的白霜，也是这个原因，冬瓜又称白瓜。

冬瓜有良好的清热解暑功效。夏季多吃些冬瓜，不但解渴、消暑、利尿，还可使人免生疔疮。因其利尿，且含钠极少，所以是慢性肾炎水肿、营养不良性水肿、孕妇水肿的消肿佳品。冬瓜是一种解热利尿比较理想的日常食物，连皮一起煮汤，效果更明显。冬瓜能养胃生津、清降胃火，使人食量减少，促使体内淀粉、糖转化为热能，而不变成脂肪。因此，冬瓜是肥胖者的理想蔬菜。冬瓜有抗衰老的作用，久食可保持皮肤洁白如玉，润泽光滑，并可保持形体健美。冬瓜瓤、瓜皮、种子均可入药，临床上常用于对尿少、水肿、肺热咳嗽、阑尾炎等疾病的治疗。现代医学还证实，常食冬瓜可清解狂躁症状。但冬瓜性寒，故久病的人与阴虚火旺者应少食。中医认为，冬瓜属损精伤阳、不利于肾功能的食物，强调男性不宜过量食用，如《本草经疏》说："冬瓜内禀阴土气，外受霜露之侵，故其味甘，气微寒而性冷利。"由此看来，肾功能较差的男性还是以慎食为好。

菱　角

菱角是一年生草本水生植物,又称水中落花生,果实菱角为坚果,垂生于密叶下水中,必须全株拿起来倒翻,才可以看得见,通常在进入二月春天后,就要设置育苗地,密集的培育种苗,到初夏五月底到六月初第一期水稻收成后,就将稻田整地筑地、筑埂,引水入田,移植菱角种苗。菱角有青色、红色和紫色,皮脆肉美,算是佳果,亦可作为粮食之用。一般都以蒸煮后食之,或晒干后剁成细粒,熬粥食之亦可。菱角含有丰富的淀粉、蛋白质、葡萄糖、脂肪、多种维生素及钙、磷、铁等元素。古人认为,多吃菱角可以补五脏,除百病,且可轻身。所谓轻身,就是有减肥健美作用,因菱角不含使人发胖的脂肪。《本草纲目》中说:"菱角能补脾胃,强股膝,健力益气,菱粉粥有益胃肠,可解内热,老年人常食有益。"据近代药理实验报导,菱角具有一定的抗癌作用。但菱角也有副作用,由于其味甘,性寒,可平息男女之欲火。所以不宜于肾功能减退的人食用。《食疗本草》指出:"凡水中之果,此物最发冷气……令人冷藏,损阳,令玉茎消衰。"

芥　蓝

芥蓝属十字花科芸薹属甘蓝类蔬菜,原产我国南方,栽培历史悠久,是我国的特产蔬菜之一,在广东、广西、福建等南方地区是一种很受人们喜爱的家常菜,更是畅销东南亚及港澳地区的出口菜。目前,随着人们生活水平的提高和旅游业的迅猛发展,芥蓝已成为一种许多地区引种推广的蔬菜品种。苏轼的《老饕赋》中写道:"芥蓝如菌薹,脆美牙颊响"来形容芥蓝有香薹的鲜美味道。芥蓝以肥嫩的花喜和嫩叶供食用,肉质脆嫩、清香,风味别致,营养丰富。芥蓝含纤维素、糖类等。其味甘,性辛,除有利水化痰、解毒祛风作用外,还有耗人真气的副作用。久食芥蓝,可抑制性激素的分泌。《本草求原》说它"甘辛、冷,耗气损血",不利于肾功能低下的人食用。

五、如何选用补肾滋补药粥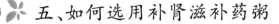

　　不同的食物都有不同的属性和作用，因此，用粥疗疾时需在医生指导下，科学合理地进行食物的选用，合理确定处方。同时要注意食物、食物与药物之间的配伍禁忌。按照传统的习惯，有些食物不能合用，如鸡肉忌糯米、芥末，猪肉忌荞麦、黄豆等。这些虽然没有充分的道理，但是民间长期流传的一些忌讳，仍宜慎重。

　　当然，补肾滋补药粥选用药物，还要注意药物之间的配伍禁忌，因为补肾滋补药粥的主要原料之一是中药。目前临床应用的5 000多种常用中药中，有500余种可作为补肾滋补药粥原料，如冬虫夏草、人参、当归、天麻、杜仲、枸杞子等。这些药物在与食物配伍、炮制和应用时都需要遵循中医理论，使它们之间的作用互相补充、协调，否则就会出现差错或影响效果。因此，补肾滋补药粥应用药物有严格的禁忌。这里特别指出的是，凡属国家保护动物、植物，应加以保护，不得随意取食；必须炮制的药物，请到中药店购买炮制好的再使用；食用补肾滋补药粥时，最好在在医生指导下进行。若食用时有不适感，应立即停止食用，以防个别人对补肾滋补药粥过敏。

六、学做具有补肾作用的十六道药粥

　　"脾胃为后天之本"，"气血生化之源"，这是医学工作者的名言，也说明脾胃功能的重要。在推测疾病的预后时，也一贯认为"脾胃无损，诸可无虑"，如果"胃气一散，百药难施"。说明了脾胃功能的强弱对疾病的预后起着重要的作用。而补肾滋补药粥疗法正是以补益胃气、顾护脾胃为重点，以驱邪治病为己任。补肾滋补药粥的主要食物部分是粳米和糯米，均是极好的健脾补胃之品。正如前人所赞："粳米粥为资生化育神丹，糯米粥为温养胃气妙品"。中医理论还认为，补肾药粥具有温肾元、填补精髓的作用。肾中精气有赖于水谷精微的供养，才能不断充盈和成熟。比如在冬天，气温较低，肾又喜温，肾虚之人通过膳食调养，其效果较好。需要注意的是，中医肾虚有阴虚、阳虚之分,进补时对症用膳,方可取得显著效果。肾阳虚可选服羊肉粥、鹿肾粥、韭菜粥等温肾壮阳之物;肾阴虚宜选服海参粥、地黄粥、枸杞粥等滋补肾精之品。以下药粥对于补肾有很好的益处,可供对症选用。

🌱 小贴士

　　粳米就是我们俗称的大米,是由稻子的子实脱壳而成的。粳米是中国人的主食之一。无论是家庭用餐还是去餐馆,米饭都是必不可少的。粳米其味甘淡,其性平和,每日食用,百吃不厌,是天下第一补人之物,南方人更是以此为主食,经常食用。中医治病常将粳米加入到方药中,认为粳米有补中益气、健脾养胃、益精强志、和五脏、通血脉、聪耳明目、止烦、止渴、止泻的功效,认为多食能令"强身好颜色"。历代医家对粳米功用论述颇多,诸如:益气,止烦,止渴,止泻,补中,壮筋骨,益肠胃。明代汪颖也说:"粳有早、中、晚三收,以晚白米为第一……天生五谷,所以养人,得之则生,不得则死。唯此谷得天地中和之气,同造化生育之功,故非他物可比。"

🫖 韭菜粳米粥

　　【配料】新鲜韭菜30～60克,或用韭菜子5～10克,粳米100克,细盐少许。

　　【制法】取新鲜韭菜,洗净切细,或取韭菜子研为细末。先煮粳米为粥,待粥沸后,加入韭菜或韭菜子细末、精盐,同煮成粥。

　　【用法】分多餐服食。

【功效】补肾壮阳,固精止遗,健脾胃。主治脾肾阳虚之早泄、阳痿、小便频数、腰膝酸冷等。

枸杞粳米粥

【配料】鲜枸杞叶 250 克,粳米适量。

【制法】把鲜枸杞叶洗净,切碎,粳米淘洗干净,同放锅中,加水适量,移文火上煮烂成粥食用。

【用法】每日当早点食用。

【功效】补虚益损,滋阴补肾。主治遗精频作,形体虚弱,五心烦热等。

小贴士

做粳米粥时,不要放碱。因为粳米是人体维生素 B_1 的重要来源,碱能破坏粳米中的维生素 B_1,会导致 B_1 缺乏,出现"脚气病"。不能长期食用精米,对糙米不闻不问。因为精米在加工时会损失大量营养,长期食用会导致营养缺乏。所以应粗细结合,才能营养均衡。用粳米做米饭时一定要"蒸"而不要"捞",因为"捞饭"会损失掉大量维生素。

芡实核桃粥

【配料】芡实粉 30 克,核桃肉 15 克(打碎)。

【制法】芡实粉先用凉水打糊,再放入滚开水中搅拌,入核桃肉,煮熟成糊粥,加糖。

【用法】随意服食。

【功效】滋补脾肾,固涩精气。主治遗精,腰酸肢软,体倦乏力。

芡实,又名鸡头米、水鸡头、鸡头苞等,古药书中说它是"婴儿食之不老,老人食之延年"的佳品。它具有"补而不峻"、"防燥不腻"的特点,是秋季进补的首选食物。由于芡实容易消化,招牌营养素极容易被人体吸收。夏天炎热季节脾胃功能衰退,进入秋凉后功能尚差,及时给予本品,不但能健脾益胃,又能补充营养。芡实中含有丰富的维生素 B_{12}。用芡实与瘦肉同炖,对解除神经病、头痛、关节痛、腰腿痛等虚弱症状,有很大的好处。常吃芡实还可治疗老年人的尿频、阳痿、早泄之症。吃芡实要用慢火炖煮至烂熟,细嚼慢咽,方能起到充养身体的作用。一次不可食用太多。

芡实茯苓粥

【配料】芡实 15 克,茯苓 10 克,大米适量。

【制法】芡实、茯苓捣碎,加水适量,煎至软烂时再加入淘净的大米,断续煮烂成粥食用。

【用法】每日分顿食用,连吃数日。

【功效】补脾益气。主治早泄,小便不利,尿液混浊,面色不华等。

黄芪粳米粥

【配料】黄芪 20 克,粳米 50 克。

【制法】先用水煮黄芪取汁去滓,再用汁煮米做粥。

【用法】晨起空腹食之。

【功效】益气摄血。主治早泄遗精,形体消瘦,神疲自汗。

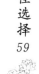

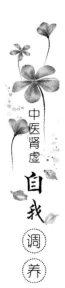

🌱 小贴士

说起茯苓，人们首先想到的是北京特产茯苓饼那香甜的味道，其次还会想起茯苓酸奶、茯苓酒。茯苓作为一味常见的中药，在老百姓的心中已经慢慢地变成好吃的保健食品了，但是茯苓究竟有什么药用，却很少有人说得清楚。茯苓是一种名贵真菌，为多孔菌科植物茯苓的干燥菌核，主要寄生在松科植物赤松或马尾松的树根上，深入地下 20～30 cm。茯苓性平味甘，能健脾益胃、利水祛湿、宁心安神，可治脾虚、泄泻、咳嗽、糖尿病、心悸怔忡、失眠多梦等，还可抗肿瘤，提高机体免疫力。此外，常服茯苓还能养颜抗衰老。但是日常生活中却不知道怎么服用它。茯苓的药味很淡，微甜，所以可以和大米一同熬粥喝，味道甜美；也可以做成茯苓羊肉包子，另有一番风味，但是由于羊肉易上火，所以有内热的人不宜吃。而对于上班族来说，用茯苓泡茶喝也颇有保健功效。

🫖 锁阳粳米粥

【配料】锁阳 30 克，粳米 50 克。

【制法】将锁阳洗净，切碎，加粳米及清水适量，煮粥，调味。

【用法】随意服食，锁阳可以不吃。

【功效】补肾兴阳，固精止遗。主治肾虚遗精之神疲倦怠、精神萎靡、腰酸腿软、畏寒肢冷等。

　　锁阳入药,为历代名医名案所珍重。最新科学研究证明,锁阳能够促进人体细胞再生和新陈代谢,有增强肾功能的作用。现今的锁阳城原名苦峪城。据史书记载:"唐初名将薛仁贵征西至安西,吐蕃放水,援兵及粮草被阻,兵困于苦峪城。将士挖锁阳以充饥,食后精神振奋,骁勇异常,力破重围,追敌千里,为朝廷屡建奇功。天子李世民闻奏后,以为锁阳救军有功,遂将苦峪城赐名为锁阳城。"相传成吉思汗征战至敦煌附近,突发恶疾,生命垂危。冬至夜,有仙人托梦曰唯九头神药可治。随营将士奋战二十一昼夜,终于三九第三天在锁阳城采得九头锁阳一根。食后昏睡三日,醒来病痛全无,成吉思汗认为锁阳实乃上天赐之神物。从此,民间流传三九三的锁阳能治百病。

🫖 黄芪韭菜粥

【配料】黄芪 20 克,粳米 100 克,韭菜 50～100 克。

【制法】先将黄芪加水煎煮 2 次,每次沸后 30 分钟,合并滤液 1000 mL,与粳米同煮粥,粥熟时加入韭菜再煮一会。

【用法】早晚服食。

【功效】补益元气,提神暖胃。适用于阳虚水肿、阳虚自汗、慢性腹泻、慢性肝炎、慢性肾炎、疮疡久不收口、脾胃虚寒、口吐清水者。

小贴士

黄芪是豆科植物，它是一味常用的中药。它的主要药理作用是益气固表，可以利水，也可以托毒生肌。什么是益气呢？凡是中医认为是气虚、气血不足、中气下陷的情况，都可以用黄芪。平时体质虚弱，容易疲劳，常感乏力，往往是气虚的表现。贫血，则常属气血不足。而脱肛、子宫下垂这些病状常被认为是中气下陷。有上述症状的人，冬令吃些黄芪有益处。当然最好是在医生的指导下服用。

苁蓉羊肉粥

【配料】肉苁蓉 10～15 克，精羊肉 60 克，粳米 100 克，细盐少许，葱白 2 茎，生姜 3 片。

【制法】分别将肉苁蓉、精羊肉洗净切细，先用砂锅煎肉苁蓉取汁、去渣，入羊肉。粳米同煮，等煮沸后，再加入细盐、葱白、生姜煮为稀粥。

【用法】本品适用于冬季进补，以 5～7 天为一疗程。

【功效】补肾助阳，健脾养胃。主治肾阳虚衰所致的阳痿、遗精、腰膝冷痛、小便频数、体质羸弱、劳倦内伤、恶寒怕冷等。

麻雀菟丝粥

【配料】麻雀 5 只，菟丝子 30～45 克，覆盆子 10～15 克，枸杞子 20～30 克，粳米 60 克，葱白 2 茎，生姜 3 片，细盐少许。

【制法】先将菟丝子、覆盆子、枸杞子一起煎取药汁，去药渣；再将麻雀去毛及肠杂，洗净用酒炒，然后与粳米、药汁加适量水一并煮粥，将熟时，加葱白、生姜、细盐，煮成稀粥服食。

【用法】早晚服食,3～5 天为一个疗程。

【功效】壮阳气,补精血,益肝肾。主治肾气不足,阳虚羸弱,肾功能减退,早泄遗精,小便淋漓不爽等。

🌿 小贴士

　　菟丝子为双子叶植物药旋花科植物菟丝子或大菟丝子的种子。菟丝子植物特征:无根无叶寄生性一年生草本,喜欢在阳光充足的开阔环境中生长,常寄生于蔓菁或马鞍藤上。茎细长,丝状,光滑,黄色。叶退化,细小卵形,薄膜质的鳞片叶。白色的小花在夏天开放。果为蒴果(带壳的果实),扁球形。菟丝子在中药界是大大有名的,它不仅可治各种疮痛、肿毒,又能滋养强壮治黄疸,效用不胜枚举。菟丝子商品分为大粒菟丝子和菟丝子两种,菟丝子为主流产品,全国普遍应用。大粒菟丝子以粒饱满、黑褐色均匀、无杂质者为佳;菟丝子以粒饱满、质坚实、灰棕色或黄棕色者为佳。中医认为,菟丝子具有滋补肝肾、固精缩尿、安胎、明目、止泻的功效,可用于治疗阳痿遗精、尿有余沥、遗尿尿频、腰膝酸软、目昏耳鸣、肾虚胎漏、胎动不安、脾肾虚泻等症。

🍵 肉苁粳米粥

【配料】肉苁蓉 10～15 克,粳米 100 克。

【制法】先将肉苁蓉置砂锅内煮烂去渣,再入粳米煮粥。

【用法】早晚服食。

【功效】补肾壮阳,润燥滑肠。适用于肾阳不足、阳虚便秘者。久服可延年益寿。

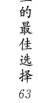

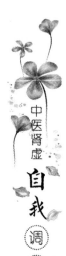
❧ **小贴士**

肉苁蓉是一类原产于北美和东亚的一年生寄生植物，其生长于美国和中国东北部的沙质土壤中。在春天，当其秧苗仍未或刚长出地面时就被挖出，随后切除花序，切成片状并在阳光下干燥，其被称作"甜苁蓉"。而那些在秋天采集并在盐水中浸泡的，则被称为"咸苁蓉"；在除去盐分后，其被切片，以阳光干燥，或以水和酒蒸并在空气中干燥。根据现代科学研究，肉苁蓉可发挥类似睾固酮的作用，促进性欲和性能力。肉苁蓉可刺激精子产生和精液分泌，通过使储精囊充满从而促进性欲。肉苁蓉还显示出全面的强壮身体的能力。该草药可抑制类促性腺激素（类荷尔蒙）作用，且不会影响体内睾固酮的正常平衡。根据中国传统医药，其可作为催情剂。肉苁蓉同样显示出对早泄的功效。肉苁蓉可通过帮助调节男性生殖系统的神经内分泌，从而保持正常的荷尔蒙平衡。

🫖 鸡汁粳米粥

【配料】公鸡 1 只，粳米 100 克。

【制法】先将鸡去毛剖洗干净，浓煎取汁，以原汁鸡汤分次同粳米煮粥，加入盐、葱、味精等调料。

【用法】早晚服食。

【功效】温中益气，温养五脏。适用于体质虚弱、病后调养、营养不良者。适用于肾阳不足所致的小便频数、耳聋、精少精冷等症。

🌿 小贴士

　　鸡肉不仅味道鲜美，而且营养丰富，被称为"能量之源"。它更是凭借其高蛋白、低脂肪的特点赢得人们的青睐，成为病后体虚患者的首选补品。然而，人们在选择鸡肉时往往比较注重鸡的品种及新鲜程度，对于鸡的雌雄却不太关心。其实，公鸡和母鸡的肉虽然都具有上述特点，但其食疗功效还是有所不同的。中医认为，鸡肉虽然都具有温中益气、补精填髓、益五脏、补虚损的功效，但在选择时还是应注意雌雄有别：公鸡肉属阳，温补作用较强，比较适合阳虚气弱患者食用，对于肾阳不足所致的小便频数、耳聋、精少精冷等症有很好的辅助疗效；母鸡肉属阴，可用于脾胃气虚引起的乏力、胃脘隐痛、产后乳少以及头晕患者的调补，特别适合阴血虚患者如产妇、年老体弱及久病体虚者食用。

🫖 鹿角粳米粥

【配料】鹿角胶 15～20 克，粳米 100 克，生姜 3 片。

【制法】先煮粳米做粥，待沸后，加入鹿角胶、生姜同煮为稀饭服食。

【用法】早晚服食。

【功效】补肾阳，益精血。适用于阳气不足、虚劳羸瘦、男子阳痿早泄、遗精、腰痛、妇女子宫虚冷、不孕、崩漏、带下等症。

【禁忌】鹿角胶粥为温补性壮阳补肾药粥，适合于冬季服食，夏季不宜选用。以 3～5 天为一疗程。对于阴虚火旺、口舌干燥、尿黄便秘或感冒发热者忌服。

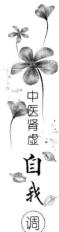
> **✨ 小贴士**
>
> 　　鹿角胶为鹿角加水煎熬浓缩而成的固体胶，呈黄棕色，上部有黄白色泡沫层，质脆，易碎，断面光亮。其性温，味微甜，有补肾阳、生精血、托疮生肌的作用，适合肾阳不足之畏寒肢冷、阳痿早泄、腰酸腿软者服用，也可用于咯血、尿血、月经过多、偏于虚寒以及阴疽内陷等病证。阿胶与鹿角胶相比，前者滋补阴血，更适合于妇女；后者温阳补肾，更适合男子。鳖甲胶与龟板胶都能养阴，且能清虚热，适合易上火者采用，这是阿胶和鹿角胶所不具备的。鳖甲胶还有通血脉的作用，破瘀散结有专功。龟板胶强健筋骨，骨质疏松者可考虑优先选用。

🫖 狗肉粳米粥

【配料】狗肉约 500 克，生姜少许，粳米适量。

【制法】将狗肉切成小块，入生姜少许，同粳米煮粥。

【用法】早晚餐温热服食。

【功效】温补脾肾，祛寒助阳，轻身益气。适用于老年体衰、阳气不足、肾功能减退、手足不温、腰膝酸软、尿频、畏寒肢冷等症。温补之性较羊肉更强。

【禁忌】发热期间忌服。服食该粥时，忌吃蒜、菱，以及中药杏仁、商陆。

🫖 肉桂粳米粥

【配料】肉桂 5 克，粳米 100 克，砂糖适量。

【制法】粳米洗净，加砂糖煮粥。将熟时放肉桂粉，文火再煮，粥稠停火（久煮效果更佳）。

【用法】每晚睡前空腹温服。

【功效】温中补阳。用于肾阳不足所致的尿频、宫冷不孕、虚寒痛经等症。

小贴士

　　肉桂和桂枝是一个"家族"的，它们都源自于同一种樟科植物，主产于广东、广西、福建、云南等地。国外产于越南、斯里兰卡、印度等东南亚国家和地区。肉桂，是肉桂树皮去除最外层栓皮的树干皮，于大暑时将树皮割裂，立秋开始剥离，刮去粗皮，切片或研末用，中医将其形象地称为"肉桂"。桂枝，则是肉桂树的带木质心的嫩枝部分。在中药里，由于各自的药用部位不同，其性味、功能、主治与临床应用也不尽相同。肉桂可温中补阳，用于肾阳衰微、下元虚冷、腰脚软弱、小便不利等症，如金匮肾气丸、右归丸；肉桂还有散寒止痛之功，用于虚寒性胃痛、腹痛、疝痛等症，可单味研末用，亦可与其他温中散寒药同用。桂枝能发汗解肌，用于风寒感冒、身热头痛、恶寒怕风等症；桂枝还有很好的温经止痛作用，用于风寒湿痹、肩臂肢节酸痛、胃寒腹痛、妇女血寒瘀滞、月经不调、经闭腹痛。

枸杞粳米粥

【配料】枸杞 50 克，粳米 100 克。

【制法】取枸杞、粳米同煮成粥。

【用法】早晚随量食用。

【功效】枸杞子性味甘、平，为肝肾经要药，是一种滋补肝肾的药食两用之品。春季选食枸杞粥，可以补肝肾不足，治虚劳阳痿、咳嗽久不能愈者（无外感者）。

【出处】《本草纲目》。

❦ 小贴士

　　阳虚是指人体的某脏器功能偏衰,即功能减退。阳虚产生原因主要是由于先天禀赋不足或后天过劳、过度受寒、药物过量、久病失养、饮食不当等损伤阳气所致。阳虚的特点为产热不足,表现为怕冷、自汗、手足冷、乏力疲倦、手足冰凉、小便清长、肾功能低下、舌淡苔白、脉沉而无力、舌质淡苔白。阳虚多由气虚发展而来。阳虚证包括心阳、脾阳、肾阳虚。由于肾阳为元阳,对全身各脏腑起温煦生化的作用,故阳虚诸症,常与肾阳不足有密切关系。肾阳虚的主要症状为畏寒肢冷、腰膝酸软或冷痛、阳痿早泄、宫冷不孕、白带清稀、夜尿增多、苔白脉沉等。补阳药具有补肾阳、益精髓、强筋骨等作用,所以适用于上述各症,亦可用于脾肾阳虚的泄泻及肺肾两虚的气喘、风寒湿痹等证。凡阴虚火旺者不宜使用,以免有助火伤阴之弊。

🫖 首乌红枣粥

【配料】何首乌 20 克,红枣 5 枚,红糖 10 克,粳米 100 克。

【制法】先将何首乌放入小砂锅内,煎取汁液,去渣后放入淘洗干净的粳米和红枣,加水适量煮粥,粥熟后加入红糖即成。

【用法】此粥有养血益肝、固精补肾、乌须发之功,适用于须发早白和头发枯黄的人。

【功效】每天一剂,分两次食用,连食 7～10 天为一疗程,间隔 5 天再进行下一疗程。

【禁忌】大便溏泄者不宜食用。

七、制作补肾药粥的四个注意

一是要注意水量。煮制补肾滋补药粥，应掌握好用水量。如果加水太多，则无端地延长煎煮时间，使一些不宜久煎的药物失效。况且煎汁太多，患者难以按要求全部喝下。加水太少，则药物有效成分不易煎出，粥米也煮不烂。用水的多少应根据药物的种类和用米的多少来确定。

二是要注意火候。煮补肾滋补药粥要掌握一定的火候，才能使煮制出来的补肾滋补药粥不干不稀，味美适口。在煮粥过程中，如果用火过急，则会使汤液沸腾外溢，造成浪费，且容易煮干；若用小火煎煮则费工费时。一般情况下，是用急火煎沸、慢火煮至成粥的办法。

三是要注意煮粥时间。补肾滋补药粥中的药物部分，有的可以久煮，有的不可以久煮。有久煮方能煎出药效的，也有煮久反而降低药效的。因此，把握好煎煮粥的时间亦极为重要。煎粥时间常是根据药物的性质和功用来确定的，故把握好煎煮粥的时间亦极为重要。

四是要注意容器选择。能够供煮粥的容器有砂锅、搪瓷锅、铁锅、铝制锅等。依照传统习惯，最好选用砂锅。为使补肾壮阳药粥中的中药成分充分析出，避免因用金属锅（铁、铝制锅）煎煮所引起的一些不良化学反应，所以，用砂锅煎煮最为合适。新用的砂锅要用米汤水浸煮后再使用，防止煮补肾壮阳药粥时有外渗现象。刚煮好后的热粥锅不能放置冰冷处，以免砂锅破裂。

八、学做补肾的二十二道滋补汤

补肾滋补汤亦属食疗食养的范畴，但在制作与治疗上并不是"药＋食＝滋补汤"这么简单的概念。从作为膳食的一方面来说，首先应满足食物应该具有的色、香、味、形、触等基本要求；而从作为药的一方面来说，则应尽量发挥食物本身的功效，并进行合理搭配，辨证用膳。即使需要加入药物,药物的性味也要求尽量甘、淡、平和、无异味,不能因用药就丢了膳。因此,正确的选配、烹调合适的膳食与享用者的身心特质相结合,食疗和美味紧密地结合在一起,是一项需要高度技术与高度艺术的工作,在古代,仅有帝王与贵族方可享用这般精致与灵明。可以说,滋补汤保健是中国饮食文化与中医药文化相结合的产物,厨师调五味,医生亦调五味,既有共性又有不同之处,对食疗的把握即是将二者巧妙地结合在一起。无论是从历史源流、方药构成、制作过程、科学分析各个方面来看,滋补汤保健都是饮食与医药的精华所在,而制作汤羹调五味的过程就是技艺提高的过程。可以说,经过几千年的发展完善,补肾滋补汤对人们补肾有事半功倍的效果。

猪腰核桃汤

【配料】猪腰子1对,杜仲30克,核桃肉30克。

【制法】三物共熬后加盐,去杜仲渣,吃猪腰喝汤。

【用法】隔日1次,至愈为止。

【功效】益肾助阳,强腰益气。主治遗精频作,腰脊疼痛,畏寒肢冷等症。

狗肉黑豆汤

【配料】狗肉250克,黑豆50克,调以盐、姜、桂皮、陈皮、草果。

【制法】同熬熟食用。

【用法】每日2次。

【功效】温补命门,滋补肾气,涩精止泻。主治男性早泄。

附片狗肉汤

【配料】制附片8克,菟丝子10克,狗肉250克,食盐、味精、生姜、葱各适量。

【制法】将狗肉洗净,整块放入开水内氽透,捞入凉水内洗净血沫,切成

3～4 cm长的方块，姜、葱切好备用。将狗肉放入锅内，同姜片煸炒，加入适量料酒，然后将狗肉、姜片一起倒入砂锅内，同时将菟丝子、附片用纱布袋装好扎紧与食盐、葱一起放入砂锅内，加清汤适量，用武火烧沸，文火煨炖，待肉熟烂后即成。

【用法】拣去纱布袋，加入味精，吃肉喝汤。

【功效】温肾助阳，补益精髓。主治阳气虚衰之阳痿、性欲低下、精神不振、腰膝酸软、四肢乏力、下半身常有冷感、面色白、头目眩晕等。

小贴士

在长期的农耕社会中，人们发现，牲畜食用黑豆后，体壮、有力、抗病能力强，所以，以前黑豆主要被用作牲畜饲料，其实这是黑豆的内在营养和保健功效所决定的。那时人们崇尚白色食品，只有贫者食用黑豆。但医者和养生者却发现并总结出黑豆有许多医疗保健作用。中医历来认为，黑豆为肾之谷，入肾具有健脾利水、消肿下气、滋肾阴、润肺燥、制风热而活血解毒、止盗汗、乌发黑发以及延年益寿的功能。现代医学认为，黑豆中蛋白质的含量是牛肉、鸡肉、猪肉的两倍多，牛奶的12倍。蛋白质含量不仅高，而且质量好。黑豆蛋白质的氨基酸组成和动物蛋白相似，其赖氨酸丰富并接近人体需要的比例，因此容易消化吸收。黑豆脂肪含有较多的不饱和脂肪酸，熔点低，易于消化吸收，不会沉积在血管壁上。其最大特点是含有植物固醇，植物固醇不但被人体吸收，而且能抑制胆固醇的吸收。因此，黑豆对于动脉硬化的中老年人来说，是一种理想的保健品。

🫖 芡实莲子汤

【配料】芡实 30 克,莲子 30 克,白糖适量。

【制法】莲子浸泡后,放入芡实熬成滋补汤,食时加糖。

【用法】早晚服用,四季皆宜。

【功效】补脾止泻,益肾固精。治脾虚久泻,梦遗滑精,久服必效。

🌱 小贴士

附片为有毒中药,古往今来应用极为广泛,被誉为"中药十大元帅之首",具有回阳救逆、补火助阳、逐风寒湿邪的功效,可用于亡阳虚脱、肢冷脉微、阳痿、宫冷、心腹冷痛、虚寒吐泻、阴寒水肿、阳虚外感、寒湿痹痛等症。需要说明的是,附片虽是名贵中药,但是药三分毒。附片中的毒素主要是乌头碱。乌头碱是附子、川芎、草乌、一枝蒿、落地金钱、搜山虎等乌头类植物中都含有的毒性成分,口服 0.2 毫克即可中毒。服用此类药物时不宜过量饮酒,以免加重中毒。使用含乌头碱的药物时,剂量不宜过大,一定要煎煮 3～4 小时,使乌头碱全部破坏才能服用。

🫖 泥鳅大虾汤

【配料】泥鳅 250 克,虾 60 克,调味品适量。

【制法】将泥鳅放清水中,滴几滴植物油,每天换清水。让泥鳅吃油及清水后,排去其肠内粪物。后把泥鳅和虾共熬汤,加调味品,即可食用。

【用法】随意服食。

【功效】温补肾阳。主治肾虚所致的阳痿。

🫖 鸽杞黄精汤

【配料】白鸽 1 只,枸杞子 20 克,黄精 30 克,料酒、精盐、胡椒粉、姜末、葱末各适量。

【制法】将枸杞子洗净,黄精洗净。将鸽子宰杀,去毛、内脏、脚爪,洗净,放入沸水锅中氽一下,捞出斩块。锅中放入鸽块、枸杞子、黄精、料酒、盐、胡椒粉、姜、葱、鸡清汤,用旺火烧沸,撇去浮沫,改文火炖至肉熟烂,淋上鸡油盛入汤盆即成。

【用法】早晚服用。

【功效】温补肾阳。主治肾虚所致的阳痿。

> ### 🌿 小贴士
>
> 　　黄精气味平和,质地滋润,能补养肺肾之阴,润燥生津,治疗阴虚肺燥之干咳少痰,可单用熬膏,或配沙参、贝母同用。如果是肺结核病(中医叫肺痨)咳嗽,可与地黄、天冬、百部同用。黄精既补脾胃之气,又能益脾胃之阴。脾胃气虚症见全身无力、食欲不振、脉象虚软,可用黄精与党参、白术等使用治疗。脾胃阴虚症见口干、食少、全身无力、饮食无味、舌红无苔,可与石斛、麦冬、山药等养阴益胃药同用。黄精与枸杞子等同用可治疗精亏头晕、腰膝酸软、须发早白;与天花粉、麦冬同用可治疗消渴(糖尿病)。黄精的常用量为 10～20 克。黄精与玉竹都是百合科的植物,形态作用也相似,但玉竹重养阴,黄精能补脾益胃。由于二味都味甘质润,因而脾胃有湿者忌用。

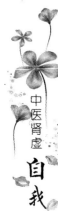

巴戟羊骨汤

【配料】羊骨 500 克，巴戟 25 克，生姜 15 克。

【制法】取鲜羊骨洗净，斩碎，放入开水中余过，备用；巴戟、生姜洗净。把全部用料放入锅内，加清水适量，武火煮沸后，文火煲 2～3 小时，调味供用。

【用法】随量饮用。

【功效】补益肝肾，强壮腰膝。适用于肝肾亏虚之腰膝酸软、下肢无力。

巴戟杞子汤

【配料】巴戟 15 克，枸杞子 15 克，鸡腰 30 克，红枣 5 枚（去核）。

【制法】鸡腰洗净，稍煮飞水，用油加酒爆炒后，同各物炖汤喝。

【用法】佐餐喝汤。

【功效】壮阳补肾。适用于肾阳亏虚之阳痿、遗精、早泄。

牛鞭壮阳补肾汤

【配料】牛鞭 1000 克，鸡汤 500 克，葱段 40 克，姜块 20 克，蒜瓣 12 克，花椒油 15 克，熟猪油 75 克，酱油 12 克，湿豆粉 50 克，精盐、味精、白糖、料酒适量，花椒、糖少许。

【制法】将牛鞭洗净，剪开外皮，在开水锅中烫一下，捞出，撕去外皮再洗净。锅中放入 2500 mL 清水，加葱 20 克，姜 10 克，花椒少许。把牛鞭放在水中煮烂，捞出一破两半，除去尿道，切成块状。锅放油烧热，投入葱20 克、姜 10 克、蒜瓣，煸炒出香味，烹入料酒、酱油，加入鸡汤、精盐、白糖、味精，用糖把汤调成浅红色，把牛鞭放入汤中，用小火煨到汤干时，捡出葱、姜，用湿淀粉勾成浓芡，放少量花椒油即成。

【用法】佐餐用。

【功效】补肾壮阳，益精补髓。适用于虚损劳伤、腰膝酸痛、肾虚阳痿、耳鸣目眩、老年瘦弱等症。

🫖 牛鞭枸杞汤

【配料】牛鞭1具,枸杞50克,食油、葱、姜、食盐适量。

【制法】将牛鞭洗净切成段,烧红油锅,放入牛鞭翻炒,加开水适量,放入葱、姜、食盐、枸杞炖1小时。

【用法】佐餐用。

【功效】补肾壮阳,益精补髓。主治肾虚、遗精、失眠、腰酸痛。适用于虚损劳伤、腰膝酸痛、耳鸣目眩、老年瘦弱等症。

🦋 小贴士

目前,中药药典里还没有牛鞭的药材记录,且没有关于牛鞭能壮阳补肾方面的药理实验,单纯的牛鞭壮阳补肾还无确切说法。上述2个中医古代牛鞭补肾壮阳汤称有补肾壮阳的作用,可能是枸杞等配料起的,因为这些中药配料本身就有养肾的作用。从化学分析上看,牛鞭实际是海绵体,它富含蛋白质等营养物质,这对身体也有益。现分析出含有雄性激素的是鹿鞭和海马,而牛鞭很少有雄性激素,因此说吃牛鞭能补肾壮阳目前还没有理论根据,但可将其与其他壮阳补肾食物同用。

🫖 仙茅炖牛子

【配料】仙茅20克,红枣2枚(去核),金锁阳20克,牛子(睾丸)1只,龙眼肉10克,盐少许,生姜2片。

【制法】牛子用清水洗干净,除去筋膜,切片,备用。仙茅、金锁阳用清水洗干净备用。生姜用清水洗干净,刮去姜皮,切2片,备用。红枣洗净,去核,备用。将上述所有材料一起放入炖盅内,加入适量温开水,盖上炖盅盖,放入锅内,隔水炖 4 小时,加入盐少许调味即可。

【用法】佐餐食用,吃肉喝汤。

【功效】补肾养胃。主治遗精,早泄,男性不育,腰酸腿困。

羊肾葱白汤

【配料】羊肾 1 对,葱白、生姜各 10 克,冬葵子 500 克。

【制法】将羊肾去筋膜,切细,加葱白、生姜、水适量煮沸,调入盐、味精,加炒香的冬葵子。

【用法】分多餐服食。

【功效】补肾利水。用于肾气不充之癃闭、面色㿠白、腰膝酸软。

冬虫夏草汤

【配料】雄鸭 1 只,冬虫夏草 5～10 枚,食盐、姜、葱各少许。

【制法】雄鸭去毛,除去内脏,洗净放砂锅中。加冬虫夏草、食盐、姜、葱、水适量,移火上以小火煨烂,食用。

【用法】佐餐喝汤。

【功效】补虚助阳。主治阳痿、遗精等症。

虫草雄鸭汤

【配料】冬虫夏草 5～10 枚,雄鸭 1 只。

【制法】将雄鸭去毛皮、内脏,洗净,放砂锅或铝锅内,加入冬虫夏草、食盐、姜、葱调料少许,加水以小火煨炖,熟烂即可。

【用法】佐餐食用。

【功效】温补肾阳。主治女性性欲低下,下元虚寒。

　　冬虫夏草性甘温，具有养肺阴、补肾阳的功效，为平补阴阳之品，用于肺痨咳血、阳痿、遗精等症。病后体虚不复、自汗畏寒等，可以用冬虫夏草同鸭、鸡、猪肉等炖服，有补虚扶弱之效。冬虫夏草具有强身延年、耐缺氧、降血脂、抗菌解毒、镇静安神、平喘祛痰、补肾、抗癌的作用，可增强心血管、血液、肝、肾功能，常用于治疗老年虚证、痰饮喘嗽、自汗盗汗、阳痿遗精、腰膝酸痛、病后久虚等。更为重要的是，人们发现冬虫夏草既对疾病性疲劳起到了预防作用，同时也对非疾病性的疲劳起到了防治的作用。这是因为人的身体在经过运动或劳累之后，肌肉组织内就会堆积大量的乳酸和代谢产物。而冬虫夏草能调节人体内分泌，加速血液的流动，进一步促进体内的新陈代谢活动趋于正常，并迅速清除乳酸和新陈代谢的产物，使各项血清酶指标恢复正常，达到恢复机体功能的效果。因此，冬虫夏草作为养生保健的中药，得到了许多人的欢迎。

虫夏胎盘汤

【配料】鲜胎盘 1 个，冬虫夏草 10 克。

【制法】将鲜胎盘洗净，备用。用冬虫草 10～15 克，鲜胎盘 1 个，隔水炖熟吃。

【用法】佐餐食用。

【功效】温补肾阳。用于下元虚寒，女性肾功能低下等症。

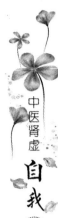

玄参麦冬汤

【配料】玄参、麦冬各 90 克,肉桂 1 克。

【制法】上药加水 1000 mL,煎煮 30 分钟即可取汁。

【用法】分 2 次服用,每日 1 剂。

【功效】滋阴降火。用于肾阴不足、虚火上炎所致的阳强。

小贴士

玄参为玄参科植物玄参和北玄参的根,含玄参素,环烯醚萜甙类;还含挥发油、生物碱等。药理试验证明,玄参水浸液、醇浸液和煎剂都有降低血压的作用;玄参还有扩张血管和强心的作用;多种玄参的浸剂都有镇静和抗惊厥作用。中医认为,其性寒,味甘、苦,功能滋阴降火、凉血解毒,适用于热病烦渴、发斑、骨蒸劳热、夜寐不宁、自汗盗汗、伤津便秘及咽喉肿痛等症。

麦冬具有养阴清热、润肺止咳的功效,适宜于阴虚肺燥导致的干咳、咽喉痛、便秘、肺胃热燥、心烦失眠。现代医学认为,麦冬具有强心作用,适宜于心肌缺血、心律不齐、双向调节血压、血糖、补肾的功能,另具抗衰老、利尿、抗菌的作用。

滋阴倒阳汤

【配料】生地、黄柏、知母、龙骨、大黄、枳壳各 15 克。

【制法】放入药锅中,加水适量。煮 25 分钟左右即可。

【用法】水煎服,日 1 剂。分两次服,每次 250 mL。阳虚者忌服。

【功效】滋阴泻火。

【主治】主治阴虚火旺所致的阳强、精滑、心烦、口干、舌红苔黄或少苔。

小贴士

　　阴虚火旺,俗称虚火。阴虚火旺之体的主要表现为怕热,易怒,面颊红,口干咽痛,大便干燥,小便短赤或黄,舌少津液,五心(两只手心、两只脚心与头顶心)烦热,盗汗,腰酸背痛,梦遗滑精,舌质红,苔薄或光剥,脉细数等。进补宜采用补阴、滋阴、养阴等法,补阴虚的药物可选用生地、麦冬、玉竹、珍珠粉、银耳、冬虫夏草、石斛、龟板等。

🫖 甘草倒阳汤

【配料】甘草梢100克,黑豆500克。

【制法】上两味加适量清水,煎成浓汤即成。

【用法】时时饮之。

【功效】补虚软坚。主治男性阳强。

🫖 杞子鸽子汤

【配料】枸杞子30克,鸽子1只。

【制法】鸽子去毛及内脏后放炖盅内加适量水,放入枸杞子,隔水炖熟。

【用法】佐餐用。吃肉饮汤。

【功效】温阳补肾。主治女性性欲低下,下元虚寒,腰膝酸软。

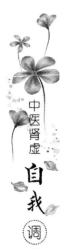

 小贴士

男性肾功能亢进与饮食有密切关系：一是喜食膏粱厚味，酒肉不断；二是每日与酒为伴，有嗜酒的爱好。这类患者一般同时具有以上两类嗜好。这主要是由于膏粱厚味产生湿热，流注下焦，炽于宗筋，热毒妄动难抑，则玉茎坚举不收。性欲亢进还与内分泌失调（脑病变、脑下垂体病变、甲状腺等内分泌腺体病变）有关。患有性欲亢进的患者不妨查一下自己的内分泌系统，搞清病因，对治疗具有至关重要的作用。在进行饮食治疗的同时，还在于积极治疗原发病，如垂体瘤、甲状腺功能亢进等。少数患者由于沉醉于色情小说、淫秽录像、反复接受大量性刺激、贪恋色情，也可导致阳强症。要让患者从思想了解性欲亢进是一种病态，需要治疗。另外要合理安排日常生活，远离色情刺激，适当夫妻分居，改变其饮食习惯，多参加一些有益的娱乐活动，如垂钓、游泳、下棋等。

归参雌鸡汤

【配料】当归 20 克，太子参 30 克，雪鸡 1 只，生姜末、料酒、细盐、香油、葱、味精各适量。

【制法】宰杀雪鸡，去毛、内脏、血，洗净；将当归、太子参放入鸡腹内，置大砂锅中，加入料酒、细盐、生姜末、葱、清水。先用旺火烧沸，后改用小火，炖至肉烂熟即可。起锅时加味精、香油。

【用法】吃肉饮汤，有条件者可经常吃。

【功效】温补肾阳。

夏草雌鸽汤

【配料】冬虫夏草 10 克,雌鸽 1 只,细盐、料酒、生姜末、味精各适量。

【制法】洗净冬虫夏草,用清水浸泡 120 分钟;宰杀雌鸽,去毛、内脏与血,洗净。将雌鸽、冬虫夏草及已泡药的清水全部放入大瓦罐中,旺火烧沸,然后加料酒、细盐、生姜末,改小火,炖 90 分钟,起锅时加味精即成。

【用法】饮汤,吃肉与冬虫夏草,有条件者,可以常吃。

【功效】温中益肾,固精壮阳。适合于肾阳虚衰型女性性欲低下者服用,男性勃起功能障碍患者也可,但最好用雄鸽代替雌鸽。

果莲乌鸡汤

【配料】乌鸡 1 只,莲子肉 15 克,白果 15 克,糯米 15 克,胡椒 3 克,葱、姜、酱、盐各适量。

【制法】鸡去毛及内脏,洗净,在腹腔内放入白果、莲子、糯米、胡椒缝好,口朝上放砂锅内加水及葱等调料,炖熟即可。

【用法】佐餐食用,吃肉喝汤。

【功效】补肾涩精,活血调经。主治男性遗精、白浊。

九、补肾滋补汤制作注意事项

补肾滋补汤是以中医理论为基础,将中药材经过严格的加工,与传统烹饪原料结合而烹制成的可口菜肴,在进餐的同时起到治病养身的作用。补肾滋补汤取材广泛,用料考究,制作严谨,品种丰富,风味独特。补肾滋补汤选取入食的药材一般以植物性原料居多,经过前期加工,去除异味而后方可使用。在配料时一般因人而异,根据就餐者个人不同的生理状况配以不同的药材,以达到健身强体、治病补肾的功用。具体来说,其应用还具有以下几点。

(1)注重整体,全面调理

补肾滋补汤选用要注意整体和辨证。所谓"注重整体"、"辨证施食",即在运用补肾滋补汤时,首先要全面分析患者的体质、健康状况、患病性质等多方面情况,判断其肾功能减退的中医基本证型;然后再确定相应的食疗原则,给予适当的补肾滋补汤治疗。如肾阴不足引起的早泄和肾阳不足引起的早泄就须选用不同的滋补汤。

(2)合理用量,不宜太过

确定一种补肾滋补汤的用量,首先是以一人食用为准,确定其总量,供一人一次食用,或一日、二日食用,做一日食用的通常是分两次食用,供两日食的以此类推。在总量的范围内,按比例决定各种原料的用量。每种原料的一日用量,食物部分按个人的食量确定,并参照食物的营养素含量和膳食营养标准;中药部分参照《中药学》或《国家药典》规定。究竟一种补肾滋补汤用多大的用量,要考虑补肾滋补汤制作的可操作性。

(3)配方科学,医生指导

补肾滋补汤的配方需遵循两个原则:一是中医方剂组成的主次辅佐关系,二是膳食的调配原则。前者在组成补肾滋补汤配方时,对所使用的原料应有主次辅佐关系。后者主要是指要使补肾滋补汤既有中药的特点,又要符合膳食的要求,有色、香、味、形、质等方面的美感。二者必须互相协调,才有利于增强补肾滋补汤的食疗效果。补肾滋补汤配方要分清主次关系,除与配方中各种原料的作用有关外,也和各种原料的用量密切相关。一般来说,居于主要地位的原料其用量应大于其他原料,而一般性食物原料如大米、面粉和某些蔬菜、肉类,由膳食种类如汤饭、糕点、菜肴所决定,它们虽占有较大的分量,一般并不居于主要地位。因补肾滋补汤是用药纠正身体偏盛、偏衰的一种形式,所以要在医生的指导下使用。

十、药酒补肾要学会十八种药酒的使用

药酒,是指药物用白酒浸制成的澄清液体制剂,主要是使药物之性借酒的力量遍布到身体的各个部位。具体操作方法:先将药物适当粉碎后,加入白酒用浸渍法、渗滤法或其他适宜方法制备成酒剂,再经静置、澄清、过滤、分装而成。有的在澄清后还要加入冰糖或蜂糖调味。目前药膳餐厅大都采用浸泡法。工业生产上一般采用渗滤法制取,如人参枸杞酒、三蛇酒的制法。服用治疗肾虚的药酒,首先要搞清肾虚的病因,根据病因选择适合自己证候的药酒。常用于保健的药酒有参杞酒、助阳酒、二仙酒、参蚧酒、阳春酒、巴戟天酒、枸杞酒、仙灵脾(淫羊藿)酒、鹿茸酒、蛤蚧酒、杞菊酒、韭子酒、安神酒、二冬二地酒、五味子药酒、海马酒等。以下药酒可供肾虚者选用。

五加二仙酒

【配料】五加皮 60 克,仙茅 60 克,仙灵脾 60 克,白酒 1000 mL。

【制法】将上药切碎,共同装纱布袋内,扎紧口,放入白酒中密封浸泡,隔日摇动 1 次,经 30 天即可饮用。

【用法】每日 2 次,每次温服 20～30 mL。

【功效】滋补肾阳,强腰壮骨,益精举坚。适用于男子阳虚、腰膝酸软、肢体发冷、腿软无力、阳痿滑精、男子不育等。

【禁忌】此酒阴虚内热、口干舌红者忌服。

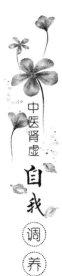

> **✎ 小贴士**
>
> 五加二仙酒作为一种近期非常受消费者关注和欢迎的养生酒,自有其养生方面的独特功效,那么五加皮到底是种什么样的中药呢?五加皮为为双子叶植物药五加科植物五加或无梗五加、刺五加、糙叶五加、轮伞五加等的根皮,具有祛风除湿、强壮筋骨、活血祛瘀、利水消肿的功效,治风寒湿痹、筋骨挛急、跌打损伤、腰膝软弱、阳痿、小儿行迟、水肿、脚气、有头疽、痛等。五加皮素以气味芳香,性味辛、苦、温,可以入酒。

🫖 枸杞补肾酒

【配料】枸杞子 80 克,白酒 500 mL。

【制法】将枸杞子洗净,泡入白酒内固封 7 天即成。

【用法】浸泡 7 天后服用。每次 1 小杯,每日 2 次。

【功效】补虚益精。主治肾阳虚、勃起功能障碍、腰膝酸软等症。

🫖 海狗糯米酒

【配料】海狗肾 1 只,糯米、酒曲各适量。

【制法】将海狗肾用酒浸泡后,捣烂,与糯米、酒曲酿酒,出酒后即可饮用。

【用法】每日 2 次,每次 10～15 mL。

【功效】补阳益精,祛寒强骨。主治肾虚体倦、阳痿、滑精、精冷、腰膝寒痛、痿弱等。

🫖 苁蓉壮阳补肾酒

【配料】肉苁蓉100克,米酒500 mL。

【制法】将肉苁蓉用清水洗干净后风干,放入瓶内,注入米酒500 mL,泡7天后即可饮用。

【用法】每次1小杯,每日2次。

【功效】补肾壮阳,温经活血。主治肾阳虚、勃起功能障碍、腰膝酸软等症。

> ### 🌾 小贴士
>
> 我们的祖先很早就知道新疆肉苁蓉的非凡的药用价值,《神农本草经》将其列为上品,称其主治"五劳七伤,补中,除茎中寒热痛,养五脏,强阴,益精气,久服轻身、强身、强阴、强肾、壮阳,为滋补药。"由于"肉苁蓉乃平补之物,温而不热,补而不峻,暖而不燥,滑而不泄,故有从容之名……"的记载。可用于阳痿、不孕、腰膝冷痛或筋骨无力。治阳痿以本品配伍熟地、菟丝子、五味子等;治精血亏虚之不孕以本品配伍鹿角胶、当归、熟地、紫河车等;治腰膝冷痛、筋骨无力以本品配伍巴戟天、萆薢、杜仲等。还可用于肠燥津枯之大便秘结,配伍火麻仁、沉香同用。但有阴虚火旺、大便泄泻及实热便秘者忌用。

🫖 狗肾壮阳补肾酒

【配料】狗肾1对,黄酒500mL。

【制法】狗肾1对,切碎,焙熟后,碾成细末。

【用法】每晚3克,黄酒送服,每日2次。

【功效】补肾壮阳,固精强肾。主治早泄、遗精、阳痿、腰膝酸软等症。

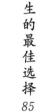

❤ 小贴士

海狗肾为干燥的阴茎和睾丸。阴茎呈圆柱形,先端较细,长 28～32 cm,干缩,有不规则的纵沟、凹槽及一条纵向的筋。外表黄棕色或黄色,杂有褐色斑块。后端有一长圆形、干瘪的囊状物,约 4 cm×3 cm,或有黄褐色毛。睾丸 2枚,扁长圆形,棕褐色,半透明,各有 1 条细长的输精管与阴茎末端相连。输精管黄色,半透明,通常绕在阴茎上。附睾皱缩,附在睾丸的一侧,乳黄色。产地多分布于北太平洋沿岸,我国渤海、黄海沿岸。春季捕捉雄兽,割取阴茎和睾丸,置阴凉处风干。具有暖肾壮阳、益精补髓之效。可用于治疗虚损劳伤,阳痿精衰,腰膝痿弱。

🫖 黄精补肾酒

【配料】黄精 30 克,天冬 30 克,松叶 15 克,枸杞 20 克,苍术 12 克,白酒 1000 mL。

【制法】将黄精、天冬、苍术均切成约 0.8 cm 的小方块,松叶切成米节,同枸杞一起装入酒瓶内。将白酒注入瓶内,摇匀,静置浸泡约 10～12 天即可饮用。

【用法】每天 2 次,每次 10～30 mL。

【功效】本方用黄精、枸杞、天冬补中气,益精血,滋肺肾;用松叶、苍术祛风湿,强筋骨;苍术、枸杞还能增强视力;松叶又可预防感冒。诸药制酒,共奏补虚、健身、益寿之功。主治体虚食少、乏力、脚软、眩晕等症,有较好疗效。无病少量常服,确有强身益寿之效。

> **🕊 小贴士**
>
> 　　狗肾又名牡狗阴茎、狗精、狗阴、狗鞭、土狗肾、广狗肾、狗肾。药用部位：阴茎和睾丸。药材性状：阴茎直棒状，长约12 cm，直径约为2 cm，先端稍尖，表面较光滑，具有一条纵沟，另一端有输精管连接睾丸。睾丸椭圆形，长3～4 cm，直径约2 cm。全体淡棕色，外表光滑。阴茎部分质坚硬，不易折断。有腥臭气。功能主治：壮阳补精。用于治男子阳痿，女子带下。禁忌：阴虚火旺及阳事易举者禁服。

🫖 巴戟二子酒

【配料】巴戟天、菟丝子、覆盆子各15克，米酒500 mL。

【制法】将巴戟天、菟丝子、覆盆子用米酒浸泡，7天后即可服用。

【用法】每天2次，每次10～15 mL。

【功效】补益肾阳，强身健骨。主治肾虚所致精液异常、滑精、小便频数、腰膝冷痛等症。

> **🕊 小贴士**
>
> 　　巴戟天性味辛、甘、微温，具有补肾助阳、强筋健骨、祛风除湿的功效，可用于阳痿、尿频、宫冷不孕、月经不调、少腹冷痛等症。如以本品配伍人参、山药、覆盆子等药同用，可治阳痿、不孕；以本品配伍益智仁、桑螵蛸、菟丝子等，治小便不禁；以本品配伍良姜、肉桂、吴茱萸等，治月经不调、少腹冷痛，用于肾阳不足兼有腰膝疼痛或软弱无力。但有阴虚火旺或湿热者均不宜服。

🫖 首乌地黄酒

【配料】制首乌 20 克,生地黄 20 克,白酒 500 mL。

【制法】首乌洗净闷软,切成约 1 cm 见方的块,生地黄淘洗后切成薄片,待晾干水气同下入酒坛中,将白酒缓缓注入坛内,搅匀后封闭浸泡。每隔 3 天搅拌一次,约 10～15 天之后即可开坛滤去药渣饮用。

【用法】每天 2 次,每次 10～15 mL。

【功效】制首乌能补肝肾,益精血,配以生地能增补阴之效,能缓酒热之性。用于肝肾不足之眩晕、乏力、消瘦、腰痛、遗精、健忘、须发早白等症确有疗效。本方宜用于神经衰弱、病后体虚之人。无病少量常服,亦可强身益寿。

🌱 小贴士

何首乌是人人皆知的名贵药材。何首乌,别名乌肝石、赤首石、夜交藤等,属蓼科。何首乌有明显的补肝肾、益精血、强筋骨、乌发、安神、止汗等功效。人们常在春季采摘其嫩茎叶炒食,秋季采其块茎,洗净煮粥,具有极好的保健作用。何首乌一般野生于灌木丛、丘陵、坡地、山脚下阴处或半荫蔽处及石隙中。它适应性强,在温暖潮湿的条件下,在排水良好、土质结构疏松、腐殖质丰富的沙质土中,生长更佳。京西广布,浅山、低山或荒坡、荒地中居多。何首乌可入药,性微温,味苦、甘,入肝、肾二经。据《本草纲目》载,何首乌能"消瘰疬、消痈肿,疗头面风疮,治五痔,止心痛,益心气,黑须发,悦颜色。久用长筋骨,益精髓,延年不老,亦治妇女产后及带下诸疾。久服令人有子,治腹脏一切宿疾,冷气肠风"。

🫖 仙灵壮阳补肾酒

【配料】仙灵脾 60 克,白酒 500 mL。

【制法】将仙灵脾放入纱布袋内,浸泡在白酒中,密封 7 日后即可饮用。

【用法】每次 1 小杯,每日 2 次。

【功效】补肾强骨,益精,强身健体。主治肾阳虚、勃起功能障碍、腰膝酸软等症。

🫖 蚂蚁壮阳补肾酒

【配料】蚂蚁干品 20 克,白酒 500 mL。

【制法】将夏季晒干的蚂蚁浸入白酒中,1 个月后滤去蚂蚁饮用。

【用法】立冬后每天饮用 20 mL。

【功效】补肾益气,壮力美容,抗衰老。适用于肾气不固、性冷淡、阳痿、早泄、病后脱发、再生障碍性贫血等症。

❦ 小贴士

　　蚂蚁具有解毒、排毒、调节肠胃之功能,蚂蚁酒对便秘、腹泻等肠胃功能障碍有双向调节作用,对贫血、低血压、头晕、内分泌紊乱有较大的改善,能使体力充沛,脸色红润,皮肤光滑,更有光泽。肾阴虚如腰酸腿软、眠不熟、健忘、口干、性冷淡等也会有不同程度的改善;祛风除湿(类风湿性关节炎、慢性风湿性关节炎)的功效初现。肾阳虚引起的如阳痿、早泄、腰酸、肾炎等也有一定疗效。经过挑选的黑蚂蚁是一种安全、高效的阴阳双补、气血双补的温和滋补良药。科学界推崇其为微量元素中的"抗癌之王"。

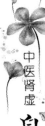

 狗脊菟丝酒

【配料】狗脊 60 克,菟丝子 60 克,米酒 1500 mL。

【制法】将以上材料用清水洗干净后风干,然后以其放入酒瓶内,加米酒,密封瓶口。

【用法】浸泡 10 日左右,即可以饮用。每天 2 次,每次 1 小盅。

【功效】补肾益气,强筋健骨。主治腰脊酸痛、肾功能减退等症。

小贴士

狗脊,别名金毛狗脊、黄狗头、金毛狮子、猴毛头,为蚌壳蕨科植物狗脊的根茎。植物高 2.5～3 m。叶大,叶柄粗壮,褐色,基部被金黄色长柔毛及黄色狭长披针形鳞片;叶片革质,阔卵状三角形,边缘有浅锯齿,侧脉单一,或在不育裂片上分为二叉。孢子囊群生于裂片侧脉顶端,每裂片有 2～12 枚,囊群盖两瓣,形如蚌壳。生于山脚沟边及林下阴处,酸性土壤中。秋、冬季采挖,除去泥沙、须根、叶柄及金黄色柔毛,干燥。现多趁鲜或蒸后切厚片。

杜仲补肾酒

【配料】杜仲 100 克,白酒 1000 mL。

【制法】将已洗净的杜仲切碎,放入酒中浸泡,封盖。

【用法】浸 7 天后可以开封饮用。每日 2 次,每次 1 小盅。

【功效】补肝肾,强腰膝。主治腰脊酸痛、劳损腰痛。

小贴士

现代中医药学的研究证明,杜仲有强身壮骨的作用,并认为杜仲是目前世界上最高质量的天然降压药物,杜仲治疗高血压的一个重要特点是在降压的同时,有明显的症状治疗。杜仲还具有安胎、利尿、抗菌作用,因此可制成多种中成药汤剂、膏剂治疗疾病。近年来,通过对杜仲化学成分的分析,发现杜仲树皮和叶子中,含有丰富的维生素 E 和胡萝卜素。尚有维生素 B_2 和微量的维生素 B_1,以及铜、铁、钙、磷、硼、锌等 13 种元素,这些都是人体需要的。说明杜仲的营养丰富,可以制成保健饮品(口服液、保健茶、药酒等)。适当服用能够预防疾病,具有良好的保健作用。

菟丝五味酒

【配料】菟丝子、五味子各 30 克,黄酒 500 mL。

小贴士

五味子因其果实有甘、酸、辛、苦、咸五种滋味而得名,有南北之分。李时珍谓"五味今有南北之分,南产者色红,北产者色黑,入滋补药必用北产者乃良。"北五味子别名山花椒,为木兰科多年生缠绕性藤本,性耐寒,喜凉爽阴湿、土壤为腐殖质的环境。长白山区年平均气温 2℃～6℃,年降水量 700～900mL,土壤湿润肥沃,排水良好,为北五味子的生长提供了良好的自然环境,故北五味子是长白山区的著名特产。

第二章 饮食是补肾养生的最佳选择

91

【制法】分别将菟丝子、五味子用温水洗净，滤干，一并放入黄酒瓶中，密封瓶口。每日振摇 1 次，浸泡 7 日后便可饮用。

【用法】每次饮用 20 mL，每日 3 次。

【功效】补益肝肾，养心安神。主治肝肾亏虚之男性更年期综合征。

人参鹿茸酒

【配料】人参 30 克，鹿茸 10 克，上等白酒 1500 mL，冰糖 50 克。

【制法】将人参、鹿茸、冰糖放入瓶中，加盖密封，60 天后服用。

【用法】每晚睡前饮 20～30 mL，每日 1 次。

【功效】温补下元，生精补血，壮阳健骨。本药酒最适合于肾阳虚衰型女性性欲低下的患者服用。

小贴士

人参的产地不同，功效也不同。吉林参与高丽参性偏温，适用于年高体虚、阳气不足的老年人。吉林白参、白参须性质平和，宜于气虚乏力、声短懒言、动则汗出的患者。选用隔水炖服的方法，用小火蒸炖 1 小时左右，稍冷服用。野山参指未经人工栽培的野生人参，这种人参生长年限比较长，补益作用较强，可广泛适用于神疲乏力、少气懒言、食欲不振、失眠健忘等一切虚证。另外，在服用人参的同时，不应吃萝卜、绿豆、螃蟹，也不宜饮茶。如发生感冒发热等疾病，应暂停用药。还应注意保护脾胃，若服用不当会产生腹满纳呆等副作用，影响疗效。

鹿茸山药酒

【配料】鹿茸 15 克，山药 60 克，白酒 1000 mL。

【制法】将鹿茸、山药与白酒共置入容器中,密封浸泡7天以上便可服用。

【用法】每日3次,每次服15～20 mL。

【功效】补肾壮阳。适用于性欲减退、阳痿、遗精、早泄等症,尤其适用于肾阳虚弱的遗尿、久泻、再生障碍性贫血及其他贫血症。

🫖 蛤蚧羊藿酒

【配料】蛤蚧15克,人参15克,淫羊藿30克,枸杞子30克,益智仁20克,上等白酒1500 mL。

【制法】将上药及白酒置于瓶中,加盖密封,60天可以服用。

【用法】每晚睡前饮20～50 mL。量小者喝少些,1次量不超过100 mL。

【功效】温补肾阳,益精补血。本药适合于肾阳虚衰型女性及性欲低下患者服食。

🐦 小贴士

蛤蚧是一种很有精力的动物,它们交尾期可以长达数日,由此可推测蛤的强盛精力。现代医学证明,蛤有雄激素作用。蛤是雄性,蚧是雌性,中药店成对出售,名蛤蚧。蛤蚧又称仙蟾,味咸,性平,归肺、肾经。功能为补肺肾气,助肾阳,益精血。主治虚劳喘嗽,阳痿滑精,虚羸枯槁,筋骨痿软。蛤蚧与鹿茸皆可补肾阳,益精血,蛤蚧助阳之力逊于鹿茸,但其补肺气、定喘嗽之功,又为鹿茸所不具。

🫖 枸杞菊花酒

【配料】白菊花60克,枸杞子60克,黄酒1000 mL。

【制法】将上述二药加入绍兴黄酒,密封浸泡10～20天,去渣过滤,加蜂蜜适量即得。

【用法】每日早晚各服一小杯。

【功效】清肝明目止眩。用于治疗久患头风头痛、眩晕等。

🫖 枸杞常春酒

【配料】枸杞子 200 克，常春果 200 克，白酒 1500 mL。

【制法】将常春果和枸杞子捣碎，用干净纱布袋包好，扎紧袋口，放入酒器内，倒入白酒，加盖密封浸泡 10 天左右，即可饮用。

【用法】每日 3 次，每次 15～20 mL。

【功效】乌须发，悦颜色，强腰膝。可治疗身体瘦弱，腹中冷痛，妇女痛经闭经。久服健身。

【说明】常春果为五加科植物常春藤的果实，又名"常春藤子"，性味甘、温而无毒。《本草拾遗》中说此药"主风血羸老，腹内诸冷闭，强腰脚，变白"。枸杞滋补肝肾，强腰明目，二者一同泡酒饮服，可以滋肝补肾，温中祛寒，活血通络，既扶正又祛邪。但有虚热者不宜服。

🌿 十一、药酒补肾滋补疗法特别提醒

服用药酒不宜过量，因药物过量会有毒性。药酒的用法一般应根据病情的需要、体质的强弱、年龄的差异、酒量的大小等实际情况出发，宜适度，一般每次喝 15～20 mL，酒量小的患者可将药酒按 1∶1～1∶10 的比例与加糖的冷开水混合，再按量服用。

药酒中虽也含有酒精，但服用量少，对人体不会产生有害影响。但有些患者，如患慢性肝肾疾患、较重的高血压、气管炎、肺心病、胃病、十二指肠溃疡及皮肤病的患者，要在医生的指导下使用，妊娠及哺乳期女性不宜用药酒，小儿也不应服药酒，年老体弱者用量应适当减少。患有糖尿病、尿酸过高、孕妇和经期女性、儿童、哺乳期女性等同样要在医生的指导下饮服药酒。

有一点应注意，选用药酒要对症，不能拿药酒当一般酒饮，有人以为补

酒无碍，多喝一点没关系，这种认识是错误的。喝药酒过量不但能醉人，而且会引起不良反应，所以不可以滥用。药酒在医疗上不同于一般的酒，有规定的疗程，病症祛除后，不应再服用。

药酒不宜佐餐或空腹饮用，服药酒应在每天早晚分次服用。如佐餐饮用则影响药物的迅速吸收，影响药物疗效的发挥。空腹饮酒则更能伤人，空腹饮药酒 30 分钟，药酒中的酒精对机体的毒性反应可达到高峰。

药酒不宜冷饮，失眠患者饮药酒时应该加热到 20℃以上温饮。这样既可减少胃肠刺激，而且药酒中醛类的沸点只有 20℃左右，把酒烫温，醛类就挥发掉了，减少了对人体的危害。药酒不宜混合饮用，两种以上的药酒混合饮用，由于药物的治疗作用不同，在体内产生不同的反应，会引起头痛、恶心等药物毒性反应，甚至可致药物中毒。

服用某些西药时饮用药酒需慎重。饮酒并服用巴比妥类中枢神经抑制药会引起中枢抑制。精神安定剂氯丙嗪、异丙嗪、奋乃静、安定、利眠宁和抗过敏药物扑尔敏、苯海拉明等如与酒同用，对中枢神经亦有协同抑制作用，轻则使人昏睡，重则使人血压降低，产生昏迷。

中医辨证属湿热、阳盛体质者，要慎用药酒，特别是壮阳补肾之类的药酒更应慎用。饮用药酒后不宜立即针灸，不宜立即行房事。不习惯饮酒的人，在服用药酒时，要先从小剂量开始，逐步增加到需要服用的量。有些老年人喜用药酒代酒饮，实属错误，因为药酒是针对不同疾病或体质应用的，如药证不合反而会引起副作用。如平时阴虚内热的人服用鹿茸酒会"火上加油"，使病证加剧。

十二、改善肾虚症状的美味菜肴

菜肴疗法是指应用具有药性的食物及药物经过烹调成菜肴，以防治疾病的一种食疗方法。首先是净选，选取药材和食物中可供药用、食用部分，对其进行淘洗、浸漂、整理等工序；第二步，软化和切制，将整理好的原料，根据情况可选用清水、酒、米泔水、药汁、奶汁等浸润，使其软化，再根据烹

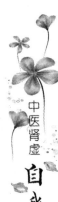

调需要,切成一定的规格;最后是烹调,菜肴的烹调方法常用的有炖、焖、煨、蒸、煮、熬、炒、卤、炸、烧等,菜肴疗法一般以炖、焖、蒸煨为主要方法。以上加工方法可使药物在较长时间的受热过程中,最大限度地使食物和药物释放出有效成分,增加功效。其次,菜肴疗法要求制作而成的菜肴是具有一定色、香、味、形的美味食品,能增进患者食欲,易于为患者接受,从而有益于身体的康复。

葱爆羊肉

【配料】羊腿肉 250 克,蒜末 1 茶匙,葱末 1 饭碗,姜丝半茶匙。

【制法】将羊肉洗净切片,调入米酒、酱油、生粉,腌约 20 分钟。锅内热油炒香姜丝和蒜末,倒入羊肉爆炒,快熟时加葱稍爆即成。

【用法】佐餐食用。

【功效】补肾益精。适用于肾虚体虚,腰膝酸软,头晕耳鸣。

椒姜牛肉

【配料】黄芪、淮山、枸杞子、肉苁蓉、巴戟各 10 克,牛肉 150 克,胡椒 20 克,生姜 75 克。

【制法】将牛肉剁成肉饼,以黄芪、淮山、枸杞子、肉苁蓉、巴戟、胡椒、生姜煎汤作米水。注意米水的量度,不要将胡椒和姜煎水过多,饭煮至差不多时,即放入剁好的牛肉饼,待饭煮好即可。

【用法】随量食用。

【功效】补元阳,补脾肾。主治肾阳虚之阴茎不能勃起或勃起不坚、早泄、老人夜尿多等症。

淮山乳鸽

【配料】乳鸽 1 只,淮山 100 克。

【制法】乳鸽剖好洗净,去除内脏,淮山洗净与乳鸽同放入炖盅内。隔水炖 1 小时，熟后加入盐等调料即成。

【用法】佐餐食用。

【功效】健脾补肾。适用于脾肾两虚之纳差腹胀、身体虚弱等症。

🫖 红烧鹿肉菜

【配料】鹿肉 500 克，玉兰片 25 克，香菜 10 克，绍兴酒 15 克，鸡汤适量，白糖 15 克，酱油、味精、食盐、花椒水、生姜、葱白、水豆粉、菜油等各适量。

【制法】将鹿肉洗净切块，玉兰片水发后，切成片，香菜切段，调料备齐待用。将铁锅烧热，放入菜油，用葱、姜炸锅，下酱油、花椒水、食盐、料酒、白糖、味精、鸡汤，再下鹿肉，放文火上煨炖，至肉熟烂时，移到武火上烧开，勾芡粉，淋上芝麻油，撒上香菜段即成。

【用法】佐餐服食。

【功效】补肾益精，兴阳助性。主治性欲减退，勃起功能障碍，早泄，精液稀薄量少，不育。

🫖 泥鳅煮韭子

【配料】泥鳅 250 克，韭菜子 50 克，盐、味精各适量。

【制法】泥鳅放清水中养 2 天，杀死去脏，洗净。韭菜子用纱布包好。将泥鳅、韭菜子药袋同放锅内，加盐及水适量，小火炖至泥鳅熟透。去韭菜子药袋，加味精调味。

【用法】佐餐食用。

【功效】补肾益精。适用于肾阳不足、阳痿、精冷、腰膝酸软等症。

🫖 鹿茸炖甲鱼

【配料】甲鱼 250 克，鹿茸片 1 克，香菜、葱段、姜片、花椒、料酒、味精、酱油、白糖、猪油及湿淀粉等适量。

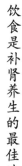

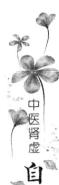

【制法】甲鱼杀死后,洗净,用酱油浸泡入味。炒锅置火上,放入油,油烧热后,将甲鱼炸成金黄色。锅内留油,放入葱、姜、花椒制成调味油。把甲鱼置碗内,加入调味油、料酒、酱油、味精、鸡汤、白糖、鹿茸片,然后将碗上屉蒸熟,将调味油汤滗出,再和少许原汤烧开,用湿淀粉勾芡,撒上香菜,装盘。

【用法】佐餐食用。

【功效】温补肾阳,滋阴益气。适用于肾阳虚之阳痿、遗精。

🫖 山药茯苓包

【配料】山药粉、茯苓粉各 100 克,面粉 200 克,白糖 300 克,猪油、青丝、红丝少许。

【制法】将山药粉、茯苓粉放入碗内,加水浸泡成糊,蒸半小时,调入面粉、白糖、猪油、青丝、红丝成馅;取发酵调碱后的软面,裹馅成包子,蒸熟即可。

【用法】随意服食。

【功效】补脾益气,涩精止遗。适用于遗精、腰痛腿软、神疲乏力等症。

🫖 山药止遗粉

【配料】山药 500 克,面粉 150 克。

【制法】将山药洗净,去皮蒸熟,放小搪瓷盆中加入面粉,揉成面团,再放在盘中按成饼状,上置核桃仁、什锦果脯适量。移蒸锅上蒸 20 分钟,出锅后在圆饼上浇一层蜜糖即成。

【用法】行点心食用。

【功效】补肾固精。适用于早泄,遗精。

🫖 黄精牛骨膏

【配料】黄精膏 150 克,地黄膏 100 克,天门冬膏 30 克,牛骨头熬取油

60 克。

【制法】将二种膏与牛骨头油合拌,搅冷定成膏。

【用法】每日晨起用温黄酒调 15 克食之。

【功效】补精髓,壮筋骨,和气血。适用于精血亏损、肾气不足之早泄、遗精、失眠健忘、周身酸痛、午后潮热等症。

金樱蜂蜜膏

【配料】金樱子 100 克,蜂蜜 200 克。

【制法】先将金樱子洗净,加水煮熬,2 小时出汤后,再加水煮,如此 4 次,榨汁。将 4 次汤合,断续煮熬蒸发,由稀转浓,加入蜂蜜搅拌均匀,冷却后,去上沫即可。

【用法】每次食 10～15 克,每日 2 次,白开水调服。

【功效】补肾涩精。适用于肾虚引起的早泄、滑精、神疲乏力等症。

韭菜炒鲜虾

【配料】韭菜 150 克,鲜虾 250 克。

【制法】韭菜洗净,切段;鲜虾去壳,加佐料同炒熟。

【用法】与白酒同服,每日 1 次,佐餐服用。

【功效】补肾壮阳。适用于肾阳虚衰之阳痿、遗精、尿频、腰脚酸弱无力、盗汗等症。

地黄鸡

【配料】生地黄 250 克,乌鸡 1 只,饴糖 150 克。

【制法】乌鸡宰杀后,去毛及内脏,洗净;生地黄切成细丝,与饴糖拌匀,放入鸡腹内,用线缝好。鸡装入盆内,加清水适量,置笼中蒸,用武火蒸至熟透即可食用。

【用法】佐餐食用。

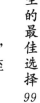

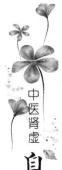

【功效】健筋骨,益精髓,止盗汗。适用于肾精亏损引起的腰背疼痛、不能久立、身重盗汗等病症。

【禁忌】脾胃不佳、舌苔厚腻者,少食或不食。

🫖 芝麻兔

【配料】黑芝麻 50 克,兔肉 1000 克。

【制法】黑芝麻炒香备用。兔肉入沸水氽去血水,与姜、葱、花椒、盐等共煮至熟,再入卤水锅中,文火卤 1 小时,切成 2 cm 见方的块,摆入盘中。将味精用香油调匀,淋在兔肉面上,再撒上黑芝麻即成。

【用法】佐餐食用。

【功效】补血润燥,补中益气。主治肝肾不足,消渴羸瘦,须发早白,便秘等。

🫖 灵芝双鞭

【配料】灵芝、枸杞子、肉苁蓉各 10 克,牛鞭 100 克,狗鞭 10 克,母鸡肉 500 克。

【制法】牛鞭用清水漂洗 30 分钟干净后,狗鞭用砂炒酥。二鞭同入锅,加水烧沸,加花椒、生姜、酒和鸡肉,再烧沸后,改文火煨炖,至六成熟时,去花椒和生姜,将中药(灵芝、枸杞子、肉苁蓉)纱布包好,放入汤内,继续炖至肉烂汤浓,加盐调味即可随意食之。

【用法】佐餐食用。

【功效】暖肾壮阳,抗老延年。适用于虚损劳伤、肾气虚弱、阳痿不举、神经衰弱等。

🫖 黑芝麻饴糖羹

【配料】黑芝麻(粉)150 克,生甘草 30 克,饴糖(麦芽糖)150 克。

【制法】甘草洗净,入锅,加水适量,文火煮半小时,取汁,加入饴糖,待烊化后加入黑芝麻粉,煮成糊状即可。

【用法】佐餐食用。

【功效】滋补肝肾,养血祛风。主治肾虚头发早白,以及慢性荨麻疹属肝肾不足者。

🫖 黑木耳蒸鸡

【配料】黑木耳 50 克,鸡肉 200 克。

【制法】黑木耳水浸至软,晾干水,备用;鸡肉切成小块,加食盐、酱油、生粉、糖、味精腌 20 分钟,再加入黑木耳搅匀,文火隔水蒸熟即可食用。

【用法】佐餐食用。

【功效】扶正祛瘀。主治产后恶露不绝属血瘀者,症见产后恶露时多时少、淋漓不断、色暗有块、下腹疼痛拒按。本药膳尚有降血脂之功,可用于中老年人预防高脂血症之用。

🫖 枸杞海参鸽蛋

【配料】枸杞子 15 克,水发海参 100 克,鸽蛋 12 个。

【制法】海参切成小块;鸽蛋凉水时下锅,用文火煮熟,捞出剥壳。锅中入花生油烧沸,鸽蛋滚满干豆粉,炸至黄色时捞出。将锅烧热,入猪油 50 克,下葱、姜煸炒,随后入鸡汤、海参、酱油、酒、胡椒粉,烧沸后,移文火煨 40 分钟,加入鸽蛋和枸杞子,再煨 10 分钟。装盘,再淋沸猪油即可食用。

【用法】佐餐食用。

【功效】滋肾润肺,补肝明目。适用于精血亏损、虚劳心怯、阳痿遗精等。

🫖 竹笋烧海参

【配料】水发海参 200 克,鲜竹笋 100 克。

【制法】海参切成长条,竹笋切成片,放在锅中,加肉汤煨炖熟透,调加佐料,汤汁明透即可。

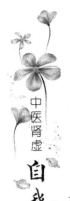

【用法】佐餐食用。

【功效】滋阴养血,润燥补肾。常食可强壮身体,预防癌症,延年益寿。

🫖 升麻芝麻炖大肠

【配料】升麻 15 克,黑芝麻 100 克,猪大肠 1 段(30 cm)。

【制法】大肠洗净,装入升麻与黑芝麻,线扎好,放入锅内,加姜、葱、酒、水,先武火、后文火炖 3 小时即成。

【用法】佐餐食用。

【功效】升提中气,补益肝肾。适用于脱肛、子宫脱垂、老年便秘等症。

🫖 麻雀瘦肉饼

【配料】麻雀 10 只,瘦猪肉 120 克。

【制法】将麻雀去头、脚、毛及内脏。把猪肉洗净剁至半碎时,加入雀肉同剁成泥。用酱油、白糖、料酒、葱各适量拌成肉馅,用面粉加入和成饼皮,包馅成饼,刷油,放入烤锅,烙至两面金黄色熟透即成。

【用法】本品可随意服食。

【功效】补肾壮阳。主治脾肾虚寒,男性阳痿。

十三、补肾固精的药茶

药茶是中医的传统治疗方法之一,有着悠久的历史。有的药茶是由茶或药物组成,经加工制成,是可供饮用的具有治疗作用的特殊饮料,它们既可供人们工作之余、饭后饮用解渴,又可以防治疾病,缓衰抗老。有的药茶是以"茶"的形式出现,与平时所说的茶饮不完全相同,可以说只是饮用形式相同。但不管药茶是以何种形式出现,从疗效上看,药茶的有效成分溶出量大,药液质量好,具有携带方便、冲泡饮用易于接受等优点。正由于药茶具有方便、有效、天然、节约的优点,而且既有针对性,又有灵活性,所以也就决定了药茶在临床运用上的广泛性,受到了人们欢迎。在中国古代的医籍里,有关药茶治病的方法随处可见。药茶一般作用持久而缓和,并无呆滞中焦脾胃之弊,还可以减少服药的精神负担,是一种既有汤剂之优点,又十分方便的剂型,有利于患者的调养和治疗。尤其是那种素有饮茶嗜好的患者,更容易接受。如果经常坚持饮用,辅以饮食疗法,可以达到治疗疾病,控制症状的效果。补肾固精的药茶主要有以下几种。

首乌泽泻茶

【配料】绿茶、何首乌、泽泻、丹参各5克。

【制法】将上述几味加水共煎,去渣饮用。

【用法】每日1剂,代茶饮用。

【功效】美容、降脂、减肥。

枸杞饴糖茶

【配料】枸杞茎叶鲜品60克(干品30克)。

【制法】上药洗净、切碎,置保温瓶中,加饴糖或冰糖适量。

【用法】用沸水冲泡,盖闷15分钟,代茶频饮。

【功效】补虚益精,清热明目。适用于病后体虚,头昏目花,时有低热;或因病后房事过频,头晕,骨节烦热,易泄或梦遗等症。

枸杞菊花茶

【配料】枸杞10克,菊花6朵,水600 mL。

【制法】枸杞入锅中,加水600 mL煎煮,水滚后转小火煮20分钟,加入菊花再煮5分钟。

【用法】当茶饮,枸杞可食。每日1剂,早、中、晚温服。

【功效】滋补肝肾,清肝明目。适用于眼睛昏花,夜盲症。

【禁忌】注意一般体质皆可使用,外感风寒者不宜,易腹泻者宜减量使用。

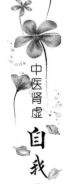

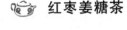 红枣姜糖茶

【配料】红枣 30 个,干姜 3 片,红糖适量。

【制法】加适量水放入红枣、干姜,用文火熬汤,再加入红糖。

【用法】代茶饮用,每日 1 剂。

【功效】适用于尿频、尿急等。

【出处】《中医药膳》。

香菇红枣茶

【配料】香菇、红枣、冰糖各 40 克。

【制法】香菇、红枣同煮熬汤,汤好后加冰糖。

【用法】代茶饮用,每日 1 剂。

【功效】缩尿固精。

【出处】民间验方。

> **小贴士**
>
> 　　香菇又称真菌、冬菇。由于它味道鲜美,香气沁人,营养丰富,不但位列草菇、平菇之上,而且素有"植物皇后"之誉,为"山珍"之一。香菇具有高蛋白、低脂肪、多糖、多种氨基酸和多种维生素的营养特点。由于香菇中富含谷氨酸及一般食品中罕见的伞菌氨酸、口蘑酸及鹅氨酸等,故味道特别鲜美。香菇中有一种一般蔬菜缺乏的麦淄醇,它可转化为维生素 D,促进体内钙的吸收,并可增强人体抵抗疾病的能力;香菇还有降低胆固醇、降血压的作用。多吃香菇对于预防感冒等疾病有一定帮助。正常人多吃香菇能起到防癌作用;癌症患者多吃香菇能抑制肿瘤细胞的生长;腹壁脂肪较厚的患者多吃香菇,有一定的减肥效果。

十四、富含维生素E的食物益于肾虚调养

早在 60 年代,科学家就发现了一种奇特的现象:人体正常的细胞放在体外培养,一般分裂 60～70 代就会出现衰老甚至死亡的情况;如果在培养液中加入维生素E,细胞分裂的次数便会增加 1 倍左右,即到 120～140 代才衰老。也就是说,这种营养要素使人体细胞的寿命翻了一番。因此,认为维生素E具有抗衰老、延年益寿的作用。后来科学家认识到维生素E能够防止细胞老化,是保护人体新陈代谢正常进行的一个重要原因。它本身是一种非常强的抗氧化剂,可阻止有毒自由基对机体的伤害。

医学研究表明,按一定剂量补充维生素E进行肾虚调养的人群,疾病发病风险和死亡风险要大大降低。对 29 000 名男性进行了有关 α-生育酚(维生素E的一种)的研究发现,补充维生素E的男性朋友发生和死于中医肾虚证的可能性分别比未补充的人群要低 32% 和 41%。

维生素E广泛地分布于动植物组织中(表 2-1),饮食中维生素E的主要来源是植物油,如麦胚油、玉米油、葵花籽油、花生油、豆油,但橄榄油中含量不多。其他如深绿色蔬菜、核果、豆类、全谷类、肉、奶油、蛋中均含有较丰富的维生素E。

表 2-1　富含维生素E的食物表　　单位:毫克/每百克

食物名称	维生素E含量	食物名称	维生素E含量
麦胚油	149.4	麦芽	12.5
核桃油	56	绿叶菜	1～10
向日葵油	44.9	蜂蜜	1.9
棉籽油	35.3	花粉	100
米糠油	20	花生油	22
大豆油	11	猪肉	0.63
植物油	9.9	花生	4.6

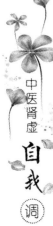

十五、富含硒的食物益于肾虚调养

硒能促进人体抗体合成,增强免疫力。硒现在还被公认为"抗癌之王"、"生命火种"。之所以如此,是因为硒是一种抗氧化剂,可防止肾虚调养遭受氧化自由基破坏而引发癌变。硒是重金属的解毒剂,能与铅、镉、汞等重金属结合,使这些有毒的重金属不被肠道吸收而排出体外;能有选择性地抑制癌细胞的生成,而不损害正常细胞。更重要的是硒有延缓衰老的作用,硒能与机体内许多酶相结合,防止自由基形成,从而保护生物膜的稳定,使其不受氧化损害。研究表明,人体精子的形成对硒有特异性的需要。因此,有人还把硒称作"生精元素"。可见,硒是一种重要的微量元素。但营养学家说它对人体有两重性,适量的硒对于人是有益的、必不可少的,过量则是有害的。

富含硒的食物(表2-2)主要有芝麻和小麦胚芽,再就是啤酒酵母,蛋类含量也不少,其他如动物的肝和肾及海产品中的小虾、大红虾、龙虾、沙丁鱼和金枪鱼等含量也较为可观,大蒜、蘑菇、芦笋等含硒也较丰富。植物性食物的硒含量决定于当地水土中的硒含量。例如,我国高硒地区所产粮食的硒含量高达每公斤4~8毫克,而低硒地区的粮食是每公斤0.006毫克,二者相差近1000倍。

表2-2 主要含硒食物表　　　单位:微克/每千克

食物名称	含硒量	食物名称	含硒量
谷类	180~2600	肉类	660
豆荚类	310~2500	蛋类	960
鱼类	600~1800	海产品	平均570

十六、富含锌的食物利于肾虚调养

精液中有一种以锌为主要成分的含锌蛋白,是精液中的抗菌成分。有人报道,精液中锌的含量高于其他组织近 10 倍。含锌蛋白能影响白细胞的吞噬功能,具有与青霉素相似的抗菌作用,人们把这一抗菌成分称之为精液抗菌因子。并且发现患有肾病时,精液锌的含量明显降低并难以提高。在临床实践中,人们发现非细菌性肾炎与细菌性肾炎的精液中锌的含量明显低于正常精液中锌的含量,并且以细菌性肾炎降低为甚。经过治疗的患者,随着肾炎症状的改善和治愈,锌含量也逐渐恢复正常,说明锌和肾炎的发病及转归有明显的相关性。肾虚患者在饮食上应吃一些含锌量较高的食品。

　　锌在自然界广泛存在,但主要存在于海味及肉类食物中,这是因为一般含蛋白质较高的食物其含锌量都较高,如肉类、猪肝等(表 2-3),在海产品中含量更高,如牡蛎、海蟹等,在田螺、黄鳝中含量也不低。植物性食物不但含锌量较低,且吸收率也差,并可受到加工的影响,如粮食类加工越精细,锌的含量就越低。人的初乳锌含量较高,以后逐渐减少。因缺锌而需用药治疗者,常用锌盐(硫酸锌、醋酸锌)口服,其剂量与用法应在医生指导下进行。服过量的锌可产生急性中毒。锌的供给量成人为每天 15 毫克,孕妇和乳母 20 毫克。

表 2-3　主要含锌食物表　　单位:毫克/每百克

食物名称	含锌量	食物名称	含锌量
牡蛎	9.39	鸡肝	3.46
蟹类	3.3～5.5	鸡肉	1.28
鲜贝类	2.1～11.6	猪肝	5.78
鳟鱼	4.3	猪肉(肥瘦)	0.8～2.3
泥鳅	2.76	猪肉(瘦)	2.99
鳝鱼	1.9	牛肉(瘦)	3.71
盐水鸭	6.91	牛肉干	7.26
鸭肝	3.5	羊肝	3.45
鸡蛋黄	3.79	羊肉(瘦)	3.22

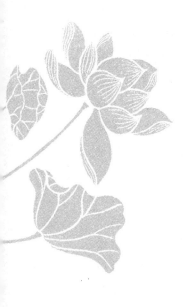

第三章
家庭补肾养生常用方法

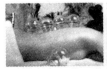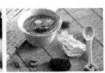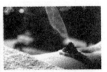

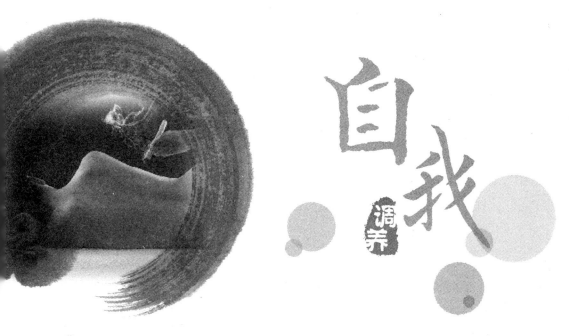

自我
调养

🌸 一、家庭补肾养生常用按摩手法

研究发现,无论是从腰腹部对肾的直接按摩刺激,还是从其他部位对肾的间接按摩刺激,只要强度适度、方法正确即可。对中老年人群和肾功能异常人群进行一系列运动辅导,早晨起床后或晚间休息前做腰腹部按摩,均会使不适感缓解,心理负担消除。具体操作手法如下。

〖 按 法 〗

【名称释义】以手指、掌部的不同部位,置于经穴或其他部位逐渐用力加压的手法叫按法。用拇指或指腹按压体表称为指按法(图 3-1),用单掌或双掌按压称掌按法(图 3-2)。

【手法操作】以拇指指腹或食指、中指、无名指指腹按压体表的施术部位的方法,叫指按法。以掌根、全掌或鱼际部位着力于施术部位,进行按压的手法,叫掌按法。

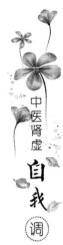

【手法要领】垂直按压,固定不移,由轻到重,稳而持续,忌用暴力。按压既要平稳,又要有节奏感。

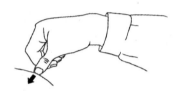

图 3-1 指按法

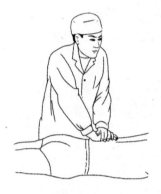

图 3-2 掌按法

【作用功效】疏松肌筋,开通闭塞,理筋正复,调和气血,活血止痛。可应用于腰腹部、四肢部,适用于各种人群的肾保健和肾疾病的辅助治疗。

揉　法

【名称释义】以指掌吸定在施术部位的穴位上,进行左右、前后轻柔缓和的内旋与外旋摆动,叫揉法。以拇指进行旋转揉动称指揉法(图3-3),以鱼际部位进行旋转揉动称鱼际揉法(图3-4),掌根着力进行揉动称掌根揉法(图3-5)。

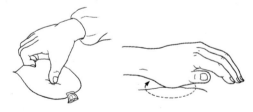

图 3-3 指揉法　　图 3-4 鱼际揉法

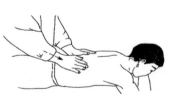

图 3-5 掌根揉法

【手法操作】指揉法要着力轻柔，做和缓的旋转揉动来带动皮下组织，此法要注意着力均匀、动作连贯，由轻而重，逐渐扩大范围，旋而不滞，转而不乱，揉而浮悬，动作深沉，作用面积小而集中。掌揉法要放松腕部，以肘为支点，前臂旋转摆动带动腕部做轻柔和缓旋揉。揉动时蓄力于指掌，稳定在操作部位。

【手法要领】术者指掌皮肤与受术者施术部位皮肤相对位置不变，用力轻柔和缓，由轻到重，再到轻。动作以顺时针为主，要有节律，速度均匀，以每分钟 120～160 次为宜，移动要缓慢。

【作用功效】调和气血，舒筋活络，温经散寒，活血化瘀，理气松肌，消肿止痛。可应用于腰腹部、四肢部，适用于各种人群的肾保健和肾疾病的辅助治疗。

推　法

【名称释义】术者用指、掌着力于受术部位，进行单方向的直线或弧形移动的方法，称为推法。以两手拇指或多指按压在施术部位向两侧相反方向分开推动称分推法（图 3 - 6），用指或掌按压在体表受术部位上进行直线推移称直推法（图 3 - 7）。

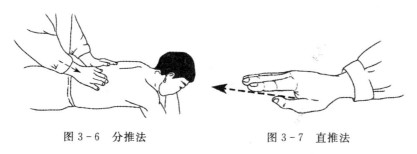

图 3 - 6　分推法　　　　　　　图 3 - 7　直推法

【手法操作】分推法：术者以双手拇指或多指按压在施术部位，向两侧相反方向推动，叫指分推法。全掌直推法：术者以全手掌着力于施术部位、五指微分开，腕部挺直，以单掌、双掌或双掌重叠加力做单方向推动的手法。

【手法要领】分推法:两手用力要均匀,动作要柔和,协调一致。术时既可直线移动,亦可沿体表做弧形推动。直推法:手指、掌或鱼际部位要紧贴施术部位皮肤,用力着实,重而不滞,轻而不浮,推进速度和力度要均匀、持续,动作要协调,保持一定的与皮肤垂直的力度,做单方向直线推法,不可偏斜。

【作用功效】解痉镇痛,消瘀散结,疏通经络,理筋活血。可应用于腰腹部、四肢部,适用于各种人群的肾保健和肾疾病的辅助治疗。

点 法

【名称释义】以屈曲指关节突起部位,着力于施术部位或穴位,按而压之,戳而点之,称点法。示指屈曲以第一关节点击施术部位称屈示指点法(图3-8),以拇指点击施术部位称拇指点法(图3-9)。

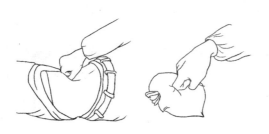

图3-8 屈示指点法

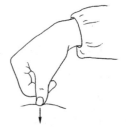

图3-9 拇指点法

【手法操作】屈示指点法:术者屈曲示指,与其他手指相握,用示指第一指间关节突起部分点压施术部位,术时可用拇指末节内侧缘紧压示指指中部,以增加力度。拇指点法:术者以手握空拳,拇指伸直并紧靠于示指中节桡侧面,用拇指端点压施术部位,向下点压时拇指指腹紧贴示指中节桡侧,以免因用力而扭伤拇指间关节。

【手法要领】垂直用力,固定不移,由轻到重,稳而持续。

【作用功效】通经活络,消肿止痛,点血开筋,解除痉挛,祛散风寒,开通闭塞。可应用于腰腹部、四肢部,适用于各种人群的肾保健和肾疾病的辅助治疗。

颤 法

【名称释义】以手掌或掌指自然伸直着力于施术部位,用前臂和腕部作急剧而细微的抖动,称为颤法。用掌部着力称掌颤法(图3-10),用手指着力称指颤法(图3-11)。

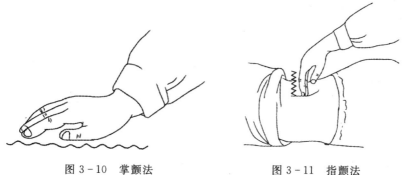

图3-10 掌颤法　　　　　　图3-11 指颤法

【手法操作】术者以单手或双手的手掌及掌指自然伸直平放于施术部位,稍施压力与施术部位贴实,将力贯注于施力的手及臂部,用腕力连同臂部做左右急剧而细微的摆动(摆动的速度要快,幅度要小),摆而滞为颤。

【手法要领】在施颤中以腕的自然而有节奏的颤摆使施术部位产生温热、颤动、舒适、松弛的感觉。

【作用功效】理气活血,解除粘连,松弛肌筋。可应用于腰腹部、四肢部,适用于各种人群的肾保健和肾疾病的辅助治疗。

二、中医肾虚证家庭按摩常用穴位

穴位疗法对疾病十分有效,这已经得到许多人一致的肯定,而且越来越得到世界各国的肯定。事实上,环顾四周,我们身边不乏借穴位指压等治好病或使病情好转的例子。穴位疗法绝不是骗术,而且很明显地可对疾病发挥莫大的助力。

中医认为,"气血不顺百病生",认为气、血、津液是构成人体的基本物质,是脏腑、经络等组织器官进行生理活动的物质基础。气是不断运动着的具有活力的精微物质;血即指血液;津液是机体一切正常水液的总称。从气血津液的相对属性来分阴阳,则气具有推动、温煦作用,具有濡养、滋润等作用。有人认为,中医所谓的气血,就是支配内脏的一种能量,而这种能量若流动混乱,就会引起各种疾病。穴位位于能量流动的通路上,这种通路称为"经络"。人体内脏若有异常,就会反应在位于那条异常的内脏经络上,更进一步地会反应在能量不顺的经穴上。因此,通过给予穴位刺激,使能量能流动顺畅,而达到治病的效果,这就是穴位治疗的目的了。当然,对于研究肾虚证的人而言,研究肾虚证与经穴之间的关系同样是一个很好的课题。

关元穴

【部位】关元穴在下腹部正中线脐下 3 寸(图 3 - 12),其下有腹白线。

【功能】募集小肠经气血,传导水湿。

【主治】生殖、泌尿和肛肠病症,如小便不利、尿频、尿闭、遗尿、肾虚疾病、早泄。

【体位】仰卧位或端坐位。

【手法】点法、按法、揉法。

【提示】每天早晚各 1 次,每次 50～100 下,用力不可过猛,速度不宜过快。丹田穴因道家称脐下关元穴为丹田而得名。

中极穴

【部位】中极穴在下腹部前正中线脐下 4 寸(图 3 - 12)。其下有腹白线。

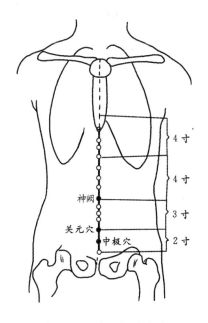

图 3-12　关元穴、中极穴

【功能】募集膀胱经水湿。

【主治】生殖、泌尿和肛肠病症,如小便不利、遗尿不禁。

【体位】仰卧位或端坐位。

【手法】点法、按法、揉法。

【提示】每天早晚各 1 次,每次 50～100 下,用力不可过猛,速度不宜过快。

长强穴

【部位】长强穴在尾骨端与肛门连线的中点处(图 3-13)。

【功能】向体表输送阳热之气。

【主治】生殖、泌尿和肛肠病症,如尾骶部疼痛、遗尿、小便不利、肾虚不适。

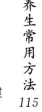

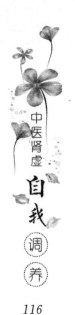
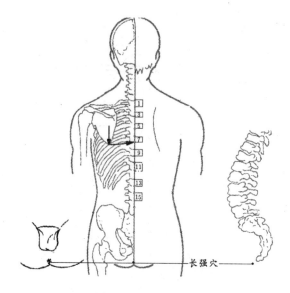

图 3-13　长强穴

【体位】仰卧位或端坐位。

【手法】点法、按法、揉法。

【提示】每天早晚各 1 次,每次 50～100 下。

会阴穴

【部位】会阴穴在男性位于阴囊根部与肛门连线的中点处(图 3-14),其下有阴茎海绵体、会阴浅横肌和会阴深横肌。

【功能】疏导水液,生发任脉经气。

【主治】生殖、泌尿和肛肠病症,如尾骶部疼痛、遗尿、小便不利、肾虚疾病。

【体位】仰卧位或端坐位。

【手法】点法、按法、揉法。

【提示】每天早晚各 1 次,每次 50～100 下。

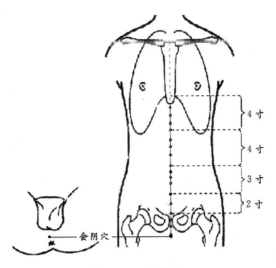

图 3-14　会阴穴

阴陵泉

【部位】在小腿内侧胫骨内侧髁后下方凹陷处（图 3-15），其下为胫骨后缘和腓肠肌。

【功能】排渗脾湿。

【主治】生殖、泌尿和肛肠病症，如腹痛、尾骶部疼痛、腰痛、小便不利。

【体位】仰卧位或端坐位。

【手法】点法、按法、揉法。

【提示】每天早晚各 1 次，每次 50～100 下。

三阴交

【部位】在小腿内侧足内踝尖上 3 寸胫骨内侧缘后方（图3-15），其下为胫骨后缘，有比目鱼肌，深层有屈趾长肌。

【功能】分流重组足三阴经气血。

【主治】生殖、泌尿和肛肠病症,如小腹部疼痛、尾骶部疼痛、腹胀、遗尿、小便不利。

【体位】仰卧位或端坐位。

【手法】点法、按法、揉法。

【提示】每天早晚各 1 次,每次 50～100 下。

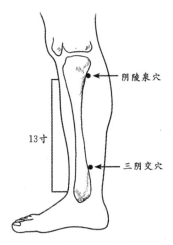

图 3－15　阴陵泉穴、三阴交穴

涌泉穴

【部位】在足底部第二、三趾趾缝纹头端与足跟连线的前 1/3 处(图 3－16),其下有趾短屈肌腱、趾长屈肌腱和第二蚓状肌。

【功能】散热生气。

【主治】生殖、泌尿和肛肠病症,尾骶部疼痛。

【体位】仰卧位或端坐位。

【手法】点法、按法、揉法。

【提示】每天早晚各 1 次,每次 50～100 下。

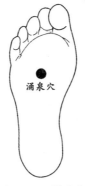

图 3-16　涌泉穴

【部位】在下腹部脐下 4 寸,距前正中线 2 寸(图 3-17),其下有腹直肌、腹内斜肌和腹横肌腱膜。

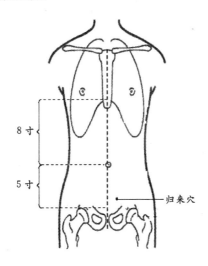

8 寸

5 寸

归来穴

图 3-17　归来穴

【功能】传输胃经下行之水,散化冲脉外传之热。

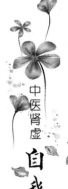
【主治】生殖、泌尿和肛肠病症,小腹部、尾骶部疼痛。

【体位】仰卧位或端坐位。

【手法】点法、按法、揉法。

【提示】每天早晚各 1 次,每次 50～100 下。

三、命门炼精补肾按摩养生法

命门为督脉的要穴,与任脉的神阙相对,上有悬枢、脊中;下有腰阳关、腰俞;左右有肾俞、志室等,以命门为中心画一个圆。

操作方法:用双掌心或单掌心(劳宫穴)对准命门,由小到大按顺时针方向运转或双手从两侧运转呈一个圆形;以缓慢轻柔动作,初运转 36 圈,逐渐增加至 72～108 圈,使腰部发热,舒适。此法由家人或气功医师协助更佳。

功效:培元补肾,固精壮阳,调整诸阳经失衡。治疗肾虚性腰痛,生殖系统疾病及妇女的经带病等。

四、搓搓腰眼可以强肾壮腰

中医认为,用掌搓腰眼和尾闾,不仅可疏通带脉和强壮腰脊,而且还能起到聪耳明目、固精益肾和延年益寿的作用。中年人经常搓腰眼,到了老年可保持腰背挺直,还能防治风寒引起的腰痛症。现代医学研究证明,按摩腰部既可使局部皮肤里丰富的毛细血管网扩张,促进血液循环,加速代谢产物的排出,又可刺激神经末梢对神经系统的温和刺激,有利于病损组织的修复,提高腰肌的耐力。所以,按摩腰部对慢性腰肌劳损、急性腰扭伤可起到较好的防治作用,对于椎间盘突出症、坐骨神经痛等病也有一定疗效。

腰眼穴位于背部第四椎棘突下,左、右各开 3～4 寸的凹陷处。中医认为,腰眼穴居"带脉"(环绕腰部的经脉)之中,为肾脏所在部位。肾喜温恶寒,常按摩腰眼处,能温煦肾阳、畅达气血。介绍几种按摩方法如下。

（1）两手对搓发热后，紧按腰眼处，稍停片刻，然后用力向下搓到尾闾部位（长强穴）。每次做 50～100 遍，每天早晚各做一次。

（2）两手轻握拳，用拳眼或拳背旋转按摩腰眼处，每次 5 分钟左右。

（3）两手握拳，轻叩腰眼处，或用手抓捏腰部，每次做 3～5 分钟。

❀ 五、补肾强腰养生按摩的方法

如果能经常做腰部的自我按摩，不仅能防治腰痛，而且还能补肾强身。现介绍如下。

（1）揉腰眼：两手握拳，用拇指掌指关节紧按腰眼，做旋转用力按揉 30～50 次，以腰酸胀为宜。

（2）擦腰：两手掌根紧按腰部，用力上下擦动，动作要快速有力，发热为止。

（3）点揉腰背部棘突：双手后背，以中指指腹着力，点按在脊柱的棘突（俗称"算盘珠"）上，其余手指着力于中指上下，以辅助点揉发力。双手要尽量后背、上够，凡是手能够及的棘突和棘突下凹陷中的穴位，均应逐一点揉，直至阳关穴（即第 4 腰椎棘突）下。在点揉时，动作要协调、有节律，用力要均匀、有透力，两手可交替点揉，反复 30 次左右。

（4）捏拿腰部肌肉：用双手拇指和食指同时捏拿脊柱两侧的骶棘肌。从上向下分别捏拿、提放腰部肌肉，直至骶部。如此自上而下捏拿 4 次。

（5）抖动腰部肌肉：两手掌根部按压腰部，快速上下抖动 15～20 次。

（6）叩击腰骶部：双手握空心拳，反手背后，以双手拳背着力，有节奏地、交替呈弹性叩击骶部。手法要平稳，力量由轻到重，有振动感，有透力。可先从骶部向上叩击至腰部，再向下叩击至骶部，从上至下，如此往返七八次。

❀ 六、拳砸腰部命门保健法

拳砸命门疗法就是用前臂和拳头按摩叩打前后命门并配合腰部动作的一种保健方法。特点是自我锻炼，简便易行，不受处所限制，疗效明显。

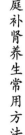

第三章 家庭补肾养生常用方法

121

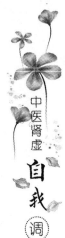

上面提到的命门是指前后二命门：前命门为肚脐；后命门（图 3－18）是指与肚脐相对应的背部，即第二腰椎棘突下命门处。

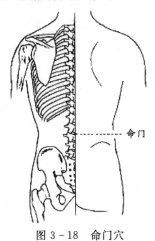

命门

图 3－18　命门穴

（1）锻炼方法

全身放松，膝微屈，两臂自然下垂，意想肚脐。腰转动带动两臂，一前臂和拳砸在腹部肚脐附近，另一臂的前臂和拳同时砸在背部命门附近。腰部左右转动，两臂交替叩打。注意两臂好像是根绳子，毫不用力，前臂和拳头好像是个槌子，利用腰转动的惯力而叩打，两臂切忌僵硬。

（2）注意事项

①为了做到腰转动带动两臂砸腹背，必须做到全身放松，以腰为轴，特别是两臂要放松，以便利用腰转动的惯性重力叩砸。

②砸腹背的次数和时间，以感到轻松、爽快、微汗为度。

③自然呼吸，用鼻或口鼻呼吸均可。

④饭后 1～2 小时内锻炼，以早晨空气新鲜时锻炼为佳。

⑤砸腹背对内脏有震动作用，利于增强消化功能，加快血循环，用力应因人而异，循序渐进。

七、推背通经保健法

一方俯卧于床上，不枕枕头，头侧向一方，上肢放松。另一方立于床边，面向俯者头部，双腿拉开小弓字步，双手五指伸展，并列平放于俯者背上部（注意手掌与背部贴紧），然后将腰腿部的力量作用于前臂和掌上，力量适中，向前推出，使背部皮肤肌肉在瞬间随手掌迅速推移，自上而下，推至腰部。推10次左右，再令俯者将头倒向另一方，仍按上法推10次左右。然后，操作方右手握拳，用腕力捶背，力量适中，自上而下捶打数遍，即可停止。现代医学证实，人的背部皮下蕴藏着大量"战斗力很强"的免疫细胞，通过推背，可以激活这些免疫细胞，达到疏通经络、流畅气血、调和脏腑、祛寒止痛之目的。

八、会阴补肾养生按摩方法

会阴穴是人体任脉上的穴位，为人体长寿要穴。它位于人体肛门和生殖器的中间凹陷处。会阴，顾名思义就是阴经脉气交会之所。此穴与人体头顶的百会穴为一直线，是人体精气的通道。百会为阳，接天气；会阴为阴，收地气，二者互相依存，统摄着真气在任、督二脉上的正常运行，维持体内阴阳气血的平衡，它是人体生命活动的重要部位。经常按摩会阴穴，能疏通体内脉结，促进阴阳气的交接与循环，对调节生理和生殖功能有独特的作用。按摩会阴穴，还可治疗痔疮、便血、便秘、妇科病、尿频、溺水窒息等症。会阴穴按摩方法有两种。

（1）点穴法：患者睡前半卧半坐，食指搭于中指背上，用中指指端点按会阴108下，以感觉酸痛为度。

（2）提肾缩穴法：患者取站式，全身放松，吸气时小腹内收，肛门上提（如忍大便状），会阴随之上提内吸；呼气时腹部隆起，将会阴、肛门放松，一呼一吸共做36次。

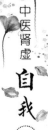

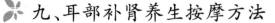

九、耳部补肾养生按摩方法

中医学认为,肾主藏精,开窍于耳,医治肾脏疾病的穴位有很多在耳部。所以经常摩耳可起到健肾养身的作用。

摩耳是一种防止听力衰退和兼具养生保健功效的自我按摩方法。耳朵,不仅是人体的一个独立听觉器官,而且与五脏六腑、十二经脉有着千丝万缕的联系。通过按摩耳部有关部位,可以产生健脑聪耳、调整脏腑机能等作用,起到防治疾病的效果。按摩耳部还有清醒头脑、增进记忆、强化听力、消除疲劳的作用。按摩方法如下。

一是摩耳郭,用两手分别按摩左、右耳郭,反复摩擦 1 分钟。二是捏耳垂,用拇指、食指捏持耳垂,反复揉搓,并同时向下牵拉,以带动整个耳郭向下延伸,牵拉的力量以不使耳根及耳郭疼痛为度。三是钻耳眼,两手食指分别轻插进两侧耳孔,来回转动十几次,突然猛力拔出,重复 10～20 次。四是揉捏耳朵,两手食指分置耳内,拇指置于耳背,揉捏整个耳朵 30 次。五是揪耳,每天早晨起床后,右手绕过头顶,向上拉左耳 14 次;然后左手绕过头顶,向上拉右耳 14 次;有空时一天可揪耳多次。也有的每天坚持按摩耳朵的穴位若干次。经常揪耳朵或按摩耳朵,能够刺激全身的穴位,使得头脑清醒,心胸舒畅,有强体祛病之功效。

耳部按摩简便易学,经常做能促进耳郭的血液循环,调节脏腑器官的机能,补肾降火,健脑聪耳,不仅可防治肾虚耳鸣、听力减退、眩晕头痛等疾病,还可使人耳聪目明、精神爽快,起到抗衰防老、延年益寿的作用。但按摩耳部要长年坚持,才能渐显功效。耳部患有急性炎症时应暂停按摩。按摩前把指甲剪平整光滑,钻耳眼手法用力要均匀,切勿损伤外耳道。

十、补肾纳气功五步补肾法

第一步:以自己最自由和最舒适的姿势站好,舌顶上颚,闭目垂帘,全身放松。

第二步：意守肚脐，感到有向前或者向后拉动的感觉，人顺拉动的方向移动。

第三步：移动停止，双手背向后，右手在上，左手在下，手心向外，贴于命门，继续意守肚脐。

第四步：有转动方向的感觉，原地随之有拉动的感觉，顺方向移动到新地方，继续意守肚脐。

第五步：20～40分钟，留有余兴即结束。收功后双手搓后腰81次，全身拍打，双回气三次，结束。（双回气：双手捧气似球，举过头顶，灌入百会穴，双手下落，外导内行，至肚脐，双手下压，存入气海）

此功法适用于房事过度、肾不纳气引起的腰部不适。练此功时需要注意：场地平整，有树为佳。移动时双脚在地面擦行，防止摔跤。

十一、每日叩齿有益于补肾养生

"百物养生，莫先口齿"。牙齿是人体的重要器官，承担着保护消化道的重要任务。古代养生家对护齿很重视，总结出许多有关固齿保健的方法。其中，"叩齿"是其中重要的一项。

中医理论认为，牙齿与肾脏关系密切。"肾主骨，齿为骨之余"。意即肾脏能支持骨骼生长和骨髓的生成。牙齿是人体骨骼的一部分，牙齿松动，与肾气虚衰及气血不足有关。常叩牙齿，能强肾固精，平衡阴阳，疏通气血，畅通经络，从而增强机体的健康。现代医学研究证实，叩齿能对牙周组织进行生理性刺激，可促进牙周组织的血液循环，兴奋牙神经和牙髓细胞，增强牙周组织的抗病能力和再生能力，使牙齿变得坚硬稳固、整齐洁白。

叩齿方法很简单：精神放松，口唇微闭，心神合一，默念叩击，臼牙三六，门牙三六，轻重交替，节奏有致。叩齿，每日早晚各做一次。

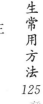

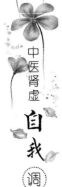
十二、常咽唾液有益于补肾养生

从传统养生观点来看,叩齿结束,辅以"赤龙搅天池"(即叩齿后,用舌在口腔内搅动),先上后下,先内后外,搅动数次,可按摩齿龈,加速牙龈部的营养血供,然后可聚集唾液,如此这般后可将唾液分次吞咽。

现代医学研究证实,唾液中含有免疫球蛋白、氨基酸、各种酶和维生素等,这些物质能参与机体新陈代谢和生长发育,增强免疫机能。中医理论认为,唾液能维持口腔的清洁,帮助浸湿、软化食物以利吞咽,之所以如此是因为唾液中含有淀粉酶,对食物有消化作用。所以历代的养生学家把唾液称之为"金津玉液",同精、血一样,是生命的物质基础。《黄帝内经》说:"脾归涎,肾归唾"。唾液与脾、肾二脏密切相关,对人体健康长寿、摄生保健起着不可估量的作用。明代医学家李时珍认为唾液有促进消化吸收、灌溉五脏六腑、滋阴降火、生津补肾、润泽肌肤毛发、滑利关节孔窍等重要作用。他说:"津既咽下,在心化血,在肝明目,在脾养神,在肺助气,在肾生精,自然百骸调畅,诸病不生。"但咽唾的方法贵在持之以恒,才能达到健身延年的目的。

十三、轻松捶背激发阳气保健法

捶背因能解除疲劳、振奋精神而受到人们的喜爱和广泛应用,不失为一种行之有效的保健方法。人体背部有丰富的脊神经支配人体运动及心血管和内脏的功能。捶背可以刺激背部皮下组织,促进血液循环,通过神经系统的传导,增强内分泌系统功能,从而增强抗病防病的能力。中医理论认为,人体背部有主一身阳气的督脉和贯穿全身的足太阳膀胱经,其上有大椎、命门、膏肓俞、脾俞等穴位。捶背可以刺激这些穴位,起到疏通经气、振奋阳气、活血通络、养心安神、调整各脏腑器官的功能,从而达到阴阳平衡、健康活过百岁的目的。

捶背的方法分为自身捶打及他人捶打两种。自身捶打坐立皆可,双手握拳至背后,自上而下沿脊背轻轻捶打。捶打时身体稍稍前倾,拳至可能达到的最高部位,再自上而下至腰部,如此为一次,连续捶打 5～10 次。他人捶打可坐可卧,捶者手握空心拳,以腕发力,刚柔快慢适中,动作要协调。每次捶背时间超过 30 分钟,以上下轻轻叩打为宜。捶背用力大小,以捶击身体震而不痛为度。手法的轻重快慢不同,引起的反应也各有差异:轻而缓的手法使肌肉、神经产生抑制,适宜于精神紧张、情绪激动者;强而快的手法,能使肌肉、神经兴奋,适用于精神不振、倦怠无力、工作效率低下者。但对于患有严重心脏病,未能明确诊断的脊椎病变以及晚期肿瘤患者,捶背却有害无益。

十四、缩肛功补肾益气法

平卧或直立,全身放松,自然呼吸。呼气时,做排便时的缩肛动作,吸气时放松,反复进行 30 次左右。早晚均可进行。缩肛可提高盆腔周围的血液循环,促进性器官的康复,对防治肾气不足引起的阳痿早泄、女性性欲低下有较好的功效。

十五、捏脊疏通督脉保健法

捏脊属于保健按摩方法,为中医外治法范畴。捏脊按摩具有平衡阴阳、扶正祛邪、调和气血、疏通经络、提高脏腑生理功能的作用。科学实验及临床实践证明,这种保健按摩术可以增强人体的呼吸、循环、消化功能,从而达到保健的目的。

中医理论认为,人体头部和背部正中线是督脉(图 3-19),脊椎属督脉循环的一部分。督脉是整个经络之纲领,刺激督脉穴位可以影响内脏和整个机体。脊柱由骶骨向上至颈椎第七节,几乎每个脊柱节段分布一个穴位,由长强穴至大椎穴共 14 个穴位,脊柱正中线旁开 0.5 寸为华佗夹脊穴,再旁开 1.5 寸是足太阳膀胱经腧穴,自上而下由大杼穴至关元俞共分布了 16 个穴位。捏脊按摩法就是在这些背部腧穴较多的部位进行操作的。

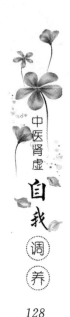
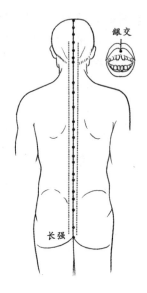

图 3-19　督脉循行分布图

　　捏脊操作方法:俯卧,全身放松,操作者站于一侧,一般常用三捏一提法。三捏是捏华伦夹脊穴,一提是提督脉腧穴,由长强穴至大椎穴自下而上依次照穴提捏,然后用揉推法推足太阳膀胱腧穴,自上而下从大杼穴至关元俞,左右两侧同样按摩,连续3～5遍,最后用叩击震颤法收功。

十六、踮脚小便补肾强精保健法

　　生活中,您不妨多踮踮脚。方法是双足并拢着地,用力踮起脚跟,然后放松,重复20～30次。别看方法简单,可健身效果不错。所以,当你下棋、打牌、玩电脑或久立不动时,最好1小时左右做1次踮脚运动,可使下肢血液回流顺畅。而且,踮脚运动还可以活动四肢和头脑,消除长时间用脑高度集中及突然站立而眼前发黑、头脑发晕的现象。另外,当你解小便后,是否有寒战的反应?据有关专家解释,这是因为解小便后,人体内的毛孔或毛细血管松弛了,完全处于无防备的状态。此时,如果稍不留意,便易患感冒或者患皮肤病、风湿病等，中医学称之为"表气破于邪"。因此，解小便虽是小事，也不可掉以轻心。

男性踮起脚尖小便，则可起到一时强肾的功能，因而能连带的达到强精的效果。男人是这样，女人则坐蹲的同时，把第一脚趾和第二脚趾用力着地，踮一踮，抖一抖，也可起到补肾利尿的效果。有关专家认为，若能在一天内做上五六次这样的踮脚尖运动，连续一个月或半年左右的时间，便能达到很好的强肾又健身的作用，亦可缓解因长时间站立而导致的足跟痛。若患有慢性前列腺炎及前列腺肥大，小便时踮脚亦有尿畅之感。踮脚走路就是足跟提起完全用足尖走路，行走百步，可以锻炼屈肌，从经络角度看，还有利于通畅足三阴经。足跟走路就是把足尖翘起来，用足跟走路，这样是练小腿前侧的伸肌，行百步，可以疏通足三阳经。两者交替进行可以祛病强身。当然，对于老年人则应注意安全，以免站立不稳而摔倒。患有较严重的骨质疏松症的人最好不做。

十七、炼精化气强肾法

炼精化气强肾法具有壮阳振颓、生精固本的功效，适用于防治阳痿、阴冷、遗精、早泄、带下、子宫脱垂等病症，是可用作强身抗衰的保健锻炼功法。

操作方法：取坐位，两脚分开，两足着地，并相互平行，两臂自然下垂，两手轻置大腿上，全身松弛自然，以端正、舒适、安稳为度。坐定后静心凝神，排除杂念，将意念集中于脐（神阙）部，内视丹田的同时，两耳返听丹田（将耳穴以意封闭，仿佛倾听丹田内的动静，做到对外界声音一概听而不闻）；同时调匀呼吸，保持呼吸自然悠长即可，如能取腹式呼吸更好，在此基础上逐渐入静。女性可意守气海、关元穴。初习者一时难以入静，可用数息法（默数呼吸次数）协助收敛心神，调匀气息。待内观入静稍有基础，便可进入下一步的"吐纳"修习。

入静后片刻，便可配合以腹式呼吸的吐纳锻炼。先在徐徐吐出浊气的

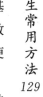

同时,用意将小腹内收,存想前腹似与后腰相贴,吸气时缓缓复原,并于吸气末稍稍闭气,如此反复2～3次。呼吸吐纳时气息要保持深悠细长,意念应始终静守丹田。

吐纳练习至丹田自然而然出现发热或跳动感时,可以意引导至命门(位于第二、三腰椎棘突间)处,静守命门。待命门出现上述感觉时,再以意引至会阴部(肛门与外生殖器之间)。在意守上述部位而出现阳举或欲射精感时,可急行吸、贴、提、闭四字诀以"炼精化气":即先意守丹田,随即用意由龟头(或前阴部)向后阴吸摄,经会阴、尾闾上提,由夹脊、玉枕而上,过泥丸至上丹田(双目间)守住;在经会阴、尾闾上提的同时,闭口咬牙,舌抵上腭,提紧手足,紧缩肛门,并向上提肛。意守上丹田片刻后,连同口中的津液下咽,以意送入中丹田(心窝部膻中),待阴茎软后收功。收功时,意想真气围绕中丹田旋转,从左向右上方左旋,周圈由小到大,共36圈;稍停,反方向右旋,由小到大,共24圈。然后将双手搓热,搓摩颜面部收功。

十八、能够改善肾虚症状的运动项目

俗话说:"是药三分毒"。肾虚的人最好从加强体质入手,而不是迷信所谓的灵丹妙药。纠正肾虚的运动,主要包括以下几种。

太极拳行功走架,所有招式动作,无不在划弧走圆中完成,这种螺旋运动能使全身各部分肌群和肌纤维都参加活动,通过反复地缠绕绞转,使肌肉拉长到一般运动所不及的长度,使肌肉匀称丰满,柔软而富有弹性,并增强收缩的能力。由于肌肉的收缩,对骨骼的牵引作用以及新陈代谢的加强,骨的血液供应得到改善。太极拳特别注重腰部活动,锻炼后可增强肾功能。

太极拳除全身放松,再以意导气经会阴穴至尾闾穴,沿督脉上冲至会穴,内气循环不息地刺激副交感神经,并从丹田经会阴至尾闾,不断地按摩前列腺,增强机体正气,提高前列腺抗病能力和自我修复能力,具有扶正祛邪、化瘀通阻的治疗功效。

跑 步

长跑是一项最经济、最有效的有氧减肥运动,它无须正规的场地,无须昂贵的器材,无需特殊技术指导,你只要拥有一双运动鞋就可以了。慢跑可以减肥,增强心肺功能,降低血脂,促进血液循环,扩张血管,降低血压,减少高血压病合并心、脑、肾病变的发病率。

(1)跑步的原则

①凡是参加健身跑步的人,都应注意坚持经常和循序渐进的原则,特别要注意控制运动量。此外,必须学会"自我控制",这点尤为重要。因为有时跑步的愿望会突然消失,这就需要将"不能跑"还是"不想跑"加以区分。当然,如果有病时绝对不要跑步,而在其他情况下则应克服"惰性",坚持锻炼。跑步不要幻想在短期内取得理想结果,只有经常锻炼才会提高锻炼水平。如果一周只跑一次,跑的距离再长也没有多少益处。因为在中断跑步的六天里,身体组织已将跑步带来的好处消耗得一干二净。因此,一周内跑步不得少于三次。平常缺乏锻炼的人,一旦决心开始经常性锻炼后,往往运动过量,这样会导致不良后果。

②在锻炼初期,跑步的速度以没有不舒服的感觉为限度,跑完的距离以没有吃力的感觉为宜。跑步后可能出现下肢肌肉疼痛,这是正常反应,坚持锻炼几天后这种现象就会消失。平常不运动的老年人跑步应从低强度、低冲击的运动开始。为确定自己锻炼水平的等级,参加跑步锻炼3~4个月后可进行一些测验,测验时以12分钟跑完的距离为计算等级的起点。30~39岁年龄组的人,12分钟跑完的距离达不到1.5~1.8公里,说明锻炼水平较差;如能达到1.8~2.6公里,说明锻炼水平为良好;如能超过2.6公里,即达到优秀锻炼水平。40~47岁年龄组的人,锻炼水平较差者,每12分钟跑完的距离为1.6公里以内;良好者为1.7~2.4公里;优秀者为

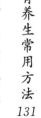

2.5公里以上。50岁以上的人，较差、良好和优秀者，每12分钟跑完的距离则分别为1.5公里以内、1.6～2.4公里和2.5公里以上。一般来说，跑步5分钟后脉搏跳动不应超过120次/分钟，跑步10分钟后脉搏跳动不应超过100次/分钟。如果脉率过速，必须减少运动量。

(2)跑步的强度

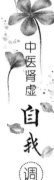

跑步运动应有一定的限度，这是因为人体生命活动是一个矛盾的过程，运动可以促进体内血液循环，改善多种组织器官的功能，增强抗病能力，加速代谢物的排泄，增强一些抗动脉硬化的物质，使抗衰老的物质数量明显增加。运动还会使体内氧消耗量急剧增加，产生大量活性氧，这是促进人体衰老的主要物质，科学家经过对运动员长期跟踪观察后，发现剧烈的、长期的大运动量，只会导致组织器官的损伤，加速衰老，因此，中老年人跑步运动必须是适度的。

不同的体能状况、健康条件，跑步不能采取同样的运动方式。对老年人而言，以安全有效的运动来增进身体功能并提高活动能力，是老年人锻炼的主要目的。美国运动医学会对健康成年人维持或增强体能的建议如下：运动频率每周3～5次。运动时间每次至少持续15分钟以上，60分钟以内，可依强度及体能状况来调整。运动强度应为最大心率的55％～90％（最大心率＝220－年龄）。

老年人必须特别强调热身运动与缓和运动，肌力训练可依个人喜爱安排在有氧运动之前或之后。每次跑步运动前应先做静态式的伸展操，以改善柔软度及关节活动范围，降低运动伤害的几率。

(3)跑步的适应范围

①一般健康的中年人或老年人，为预防冠心病、高血压、高脂血症，或为了控制体重，或为了保持一般健康。

②高脂血症患者、可疑冠心病患者、冠心病者症状控制后、早期轻度高血压患者，应谨慎应用健身跑作为治疗手段。

③一般慢性病者，体力中等或较弱，为了增强体质，提高心肺功能，可

进行健身长跑。

(4)跑步的注意事项

①遇有感冒、发热、腹泻或妇女月经期间均暂停跑步。在疾病的急性期,不宜跑步。

②长跑时呼吸应力求有节奏,一般二步一吸,二步一呼;或三步一吸,三步一呼,呼吸要自然,口鼻兼用。跑步最好早晨进行,可先做操或打几拳,然后跑步。

③慢性病在症状明显、功能代偿较差时,不宜跑步,尤其是肝病(肝硬化)、病变不稳定的肺结核、影响下肢活动功能的各种关节炎、未经控制的代谢疾患(如糖尿病、甲状腺功能亢进、黏液性水肿)、较严重的贫血、有出血倾向的患者等。

④慢性病患者练长跑时要做好自我身体检查,注意脉搏反应及症状的变化,定期到医院复查。

步 行

世界卫生组织(WHO)提出:最好的运动是步行。这是因为人是直立行走的,人类的生理与解剖结构最适合步行。科学最新研究表明,适当有效的步行可以明显降低血脂,预防动脉粥样硬化,防止冠心病。步行对于高血脂来说,不仅是强身健体,更可以治疗疾病。步行是健身抗衰老的法宝,步行是唯一能坚持一生的有效锻炼方法,是一种最安全、最柔和的锻炼方式。步行锻炼有利于精神放松,减少焦虑和压抑的情绪,提高身体免疫力。步行锻炼能使人心血管系统保持最大的功能,步行锻炼者比久坐少动者肺活量大,有益于预防或减轻肥胖。步行促进新陈代谢,增加食欲,有利睡眠。步行锻炼有利于防治关节炎,还能改善肾脏的血液循环,增加肾脏血液流量,从而增强肾功能。《五言真经》有云:"竹从叶上枯,人从脚上老,天天千步走,药铺不用找。"说明人之健康长寿始于脚。但步行要达到防治疾病的目的,还要掌握科学要领,以"坚持、有序、适度"为原则。

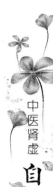

（1）坚持

步行运动贵在坚持，步行最为简单而且方便，不需要特殊的场地，一年四季都可以进行。将其融入生活与大自然，轻松、快乐的进行锻炼。比如，提前两站下车，走路回家，多走楼梯，多参加郊游等。

（2）有序

循序渐进，开始时不要走得过快，逐渐增加时间，加快速度。例如最近几个月活动很少，或有心脏病以及年龄超过40岁，开始的时候可以只比平时稍快，走10分钟，也可根据情况，一次走3分钟，多走几次。一周后，身体逐渐适应，可以先延长运动的时间，直至每天锻炼半小时，并逐渐增加步行速度。

（3）适度

"三个三、一个五、一个七"。"三个三"：每天应至少步行三公里、三十分钟，根据个人的情况，一天的运动量可以分成三次进行，每次十分钟、一公里，效果是一样的。"一个五"：每周至少运动五天以上。"一个七"：步行不需要满负荷，只要达到七成就可以防病健体。走路是最适合老年人的运动形式。快走（或走路）15～20分钟，休息两分钟，再快走（或走路）15～20分钟，运动强度以还能交谈为原则。可依体能状况，慢慢把时间延长，但最多以1小时内为原则。运动前、后别忘了做肌肉、关节的柔软操。

步行免疫养生是对本身承受力的负荷能力的测试，在步行时只要自我感觉良好就可以了。呼吸要有节奏，同步行的节奏要一致。若是出现气短或胸闷，应立即休息或放慢步行的速度。脉搏每分钟增加15～20次是正常的。一般步行后15～20分钟，脉搏应恢复原态。要是血压的高压降低、低压升高，尤其是伴有脉搏加快的情况，表明体力负荷大，应减少运动量。

甩 手

甩手是一种十分简易的锻炼方法，对于健康者、体弱者均特别适宜，它有利于活跃人体生理功能，行气活血，疏通经络，从而增强体质，提高机体抗病能力。甩手可防病强身,治疗慢性疾病,如咳嗽、胃肠慢性病、眩晕、失眠等。甩手方法如卜。

站立姿势:双腿站直,全身肌肉尽量放松,两肩、两臂自然下垂,双脚分开与肩同宽,双肩沉松,掌心向内,眼平视前方。

摆臂动作:按上述姿势站立,全身松静1~2分钟后,双臂开始前摆(勿向上甩),以拇指不超过脐部为度(即与身体成45°),反回来,以小指外缘不超过臂部为限。如此来回摆动。甩手时手的姿势大致有三种,一是双手向前摆,摆至前臂与躯体成45°角左右收回,收回时不超过躯体的轴线;二是摆回时又向后方甩去,与躯体成45°角;三是两手手心都朝前方,往前甩。双手同时向前甩,又同时收回,连续甩动,就像钟摆那样,其速度大约为每一个来回2秒左右,即大约每分钟甩30次。

甩手需要注意,一是甩手要根据自己的体力,掌握次数和速度,由少到多,循序渐进,使身体能适应,才能达到锻炼的目的;二是要全身放松,特别是肩、臂、手部,以利气血通畅,以腰腿带动甩手,不能只甩两臂,腰动才能增强内脏器官;三是要自然呼吸,逐渐改为腹式效果更好,唾液多时咽下,烦躁、生气、饥饿或饱食时禁锻炼;四是要甩手后保持站立姿势1~2分钟,做些轻松活动即可。

跳　绳

在各种健身运动中,国外一些健身运动专家近年来格外推崇跳绳运动。他们认为,跳绳花样繁多,可简可繁,随时可做,一学就会,特别适宜在气温较低的季节作为健身运动,而且对女性尤为适宜。从运动量来说,持续跳绳10分钟,与慢跑30分钟或跳健身舞20分钟相差无几,可谓耗时少、耗能大的需氧运动。

跳绳是对多种脏器具有保健功能的运动。健身专家强调说,跳绳能增强人体心血管、呼吸和神经系统的功能。跳绳可以预防诸如糖尿病、关节炎、肥胖症、骨质疏松、高血压、肌肉萎缩、高血脂、失眠症、抑郁症、更年期

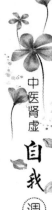

综合征等多种疾病,对哺乳期和绝经期妇女来说,跳绳还兼有放松情绪的积极作用,因而也有利于女性的心理健康。

鉴于跳绳对女性的独特保健作用,医学专家建议,女性跳绳健身要有一种"跳绳渐进计划"。初学时,仅在原地跳 1 分钟;3 天后即可连续跳 3 分钟;3 个月后可连续跳上 10 分钟;半年后每天可实现"系列跳"(如每次连跳 3 分钟,共 5 次),直到一次连续跳 30 分钟。一次跳 30 分钟,就相当于慢跑 90 分钟的运动量,已是标准的需氧健身运动。

跳绳运动最健脑,这是因为运动能促进脑中多种神经递质的活力,使大脑思维更为活跃、敏捷,同时,运动可提高心脏功能,加快血液循环,使大脑获得更多的氧气与养分。凡是增氧运动皆有健脑作用,其中尤以跳绳运动为佳。中医理论认为,脚是人体之根,有 6 条经脉及穴位在这里交错汇集,跳绳可促进循环,使人顿感精神舒适,行走有力,可起到通经活络、健脑和温煦脏腑的作用,提高思维和想象的能力。

绳子一般应比身高长 60～70 厘米,最好是实心材料,太轻的反而不好。跳的时候,用双手拇指和食指轻握,其他指头只是顺势轻松地放在摇柄上,不要发力。另外,要挺胸抬头,目视前方 5～6 米处,感觉膝关节和踝关节的运动。

需要注意的是,跳绳者应穿质地软、重量轻的高帮鞋,避免脚踝受伤。绳子要软硬、粗细适中。初学者通常宜用硬绳,熟练后可为软绳。要选择软硬适中的草坪、木质地板和泥土地的场地,切莫在硬性水泥地上跳绳,以免损伤关节,并易引起头昏。跳绳时须放松肌肉和关节,脚尖和脚跟须用力协调,防止扭伤。胖人和中年妇女宜采用双脚同时起落。同时,上跃也不要太高,以免关节因过于负重而受伤。跳绳前先让足部、腿部、腕部、踝部做些准备活动,跳绳后则可做些放松活动。

退步走

退步走疗法是以向后退步连续进行为主要动作治疗腰痛的一种方法。

因为退步走是人体的一种反向运动，所以它消耗能量比散步和慢跑大，对腰臀、腿部肌肉锻炼效果明显。身体的躯干部分是略为向前屈的，倒走则正好相反，这样就使腿、臀、腰得到功能性锻炼。而腰部病患者，大多是腰肌、臀肌特别是外旋肌发生劳损所致。而倒走时，每当足跟提起向后迈步时，由于骨盆倾斜和向前走正好相反，这样就可使受伤的肌肉得到充分休息，起到康复和保健作用。需要注意的是，此法为健身疗法，收效较慢，故患者不能心急。只要长期坚持，会收良效。此法可与其他疗法同时进行，如推拿、药疗等，以增强疗效。倒走健身法不可在公路上进行，以免发生事故。在公园或树林进行锻炼，一定注意周围的树、石头，以免跌倒或撞伤。

冬 泳

　　冬天，很多人户外活动量明显减少，感冒等呼吸道传染病增加。与之相反，一批冬泳爱好者，却不惧严寒，坚持水中畅游。研究表明，坚持冬泳能激发人的机体免疫功能，加强内分泌调节功能。我们提倡从夏、秋开始游泳，逐步过渡到在寒冷的冬季游泳，因为心理的承受和身体的适应要有一个过程。惯于冬泳者对寒冷已具有适应能力，单核细胞的受体已产生了惰性，应激反应中肾上腺分泌的大量皮质酮不仅不会受到抑制，反而会促进单核细胞释放更多的细胞因子。细胞因子可激发机体的免疫功能，这是冬泳健身的重要机理之一。经常的冷水刺激可以激发人的大脑、身体器官和神经、内分泌、呼吸等系统，使全身受到极大的振奋和调整，促进人体新陈代谢，焕发生机，提高免疫功能、抵抗力和自我修复能力，预防和治疗慢性病。

　　正常人都可以冬泳。最新的研究表明，冬泳时的冷刺激对儿童的生长发育不存在副作用，孕妇参加冬泳也未见对胎儿有任何不良影响。一般认为，除患有严重的器质性疾病、各种传染病、精神障碍、体质虚弱、妇女经期等特殊情况外，正常人基本上均可参加冬泳。但实际上，冬泳者以中老年男性多见。有人认为"60畅游，70慎游，80停游"，这种说法是相对的。体

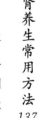

质较好而兴趣不减者,80多岁了还继续冬泳的人,大有人在。参加冬泳的前提条件是必须会游泳。由于冬泳是在极其寒冷的特殊条件下健身锻炼的,所以对人的心理素质和身体条件要求相对较高,要谨慎从事,量力而行。一些没有经过医学检查、对自己的身体不明底细的人突然想参加冬泳,还是悠着点儿好。

一天之中,以中午冬泳最好。中午日照充足,气流稳定。尽管每个人的年龄、体质和技能等差别很大,但与一般注重速度和距离的游泳不同,冬泳更注重的是在水中游泳的时间。冬泳的目的是健身和娱乐,而不是挑战极限。每个冬泳者都有个人的"度",比如游多长时间,甚至在水中"刨"多少下,都相当严格。究竟在冰水中游多长时间效果最好,根据大多数人的经验,在1℃的水中游1分钟,2℃的水中游2分钟,3℃的水中游3分钟,这个量是比较适宜的。水温在10℃以上时,已是阳春三月、桃花盛开的时节,就比较随意了。

冬泳之前,必须进行准备活动和出水后的整理运动,包括肢体运动等。刚入水时,受到低水温的刺激,可使全身肌肉收缩,耗氧量突然增加。如果游得过急、过快,容易发生胸闷不适。但若游得过慢,又使肌肉产热量减少,不利于及时补充热量。所以,冬泳者对于游泳的速度和强度要慢慢体会,逐步掌握。与其他健身运动一样,冬泳贵在坚持。"突发的"或"一步到位"的冬泳方法是不可取的。也就是说,如果突然掉到冰水里,人的免疫力降低,可能发生感冒、肺炎等,因为人体在强烈的应激过程中会分泌大量的皮质酮,抑制细胞因子的合成和释放,从而减少免疫功能的促发因素,降低免疫力。此外,还可能造成身体的其他损害。冬泳最艰苦的时间段,要算结冰前的一二十天。这是最考验冬泳者的时间段。过了这个时间段,何惧"千里冰封,万里雪飘"。

冬泳要注意自我防护。冬泳者最好参加冬泳俱乐部,很多冬泳俱乐部和冬泳队都有专人负责救护和技术指导,可提供安全保障。没有参加冬泳组织的冬泳者要结伴而行,互相照顾,不要单独行动,以防意外。破冰冬泳时,要防止冰块划伤。还要备好防寒衣物,防止冻伤。所选择水域的水质要符合卫生要求。下水前应做好准备活动,有汗者把汗晾干。出水后及时擦干身上的水分。穿好衣服进行跑步等活动,以加快体温的恢复,尽快使机体转暖。冬泳后可涂护肤品,防止皮肤皲裂。从未冬泳过的人不要大雪节气后贸然冬泳,可从来年秋季开始冬泳准备。

✽ 十九、最为简便的拔罐补肾法

火罐补肾固精源远流长,历史悠久,在民间尤为流行。初始,人们并不具有明确的目的和预见,只是作为求生获救的本能措施。从黄河流域出土文物中的陶罐、北方畜牧区仍在使用的角罐、南方以竹筒做成的竹罐等,均可说明火罐及火罐疗法确与生活密切相关,源于生活又高于生活,成长于同疾病作斗争的过程中。古称火罐疗法为角法,因为当时多用动物之角作为治疗工具有此称谓,角法之说沿用相当长的时间,有些少数民族医生至今仍在使用角罐。湖南马王堆汉墓出土的《五十二病方》中有汉代陶制火罐,色暗红,以此可以推测,汉代及汉代以前就已应用陶罐治病了,到了唐代有了竹制罐,并且记录了水煮拔罐法,大大丰富了拔罐疗法的治疗内容。现在常用的火罐疗法,即运用特殊的玻璃罐、陶罐或竹罐,借助热力,排出罐内空气,以使罐内形成负压,吸附在皮肤或穴位上,引起皮肤充血或淤血的治疗方法。

(1)拔罐补肾固精法的作用

①负压作用:国内外学者研究发现,人体在火罐负压吸拔的时候,皮肤表面有大量气泡溢出,从而加强局部组织的气体交换。通过检查也观察到,负压使局部的毛细血管通透性变化和毛细血管破裂,少量血液进入组织间隙,从而产生淤血,红细胞受到破坏,血红蛋白释出,出现自身溶血现象。在机体自我调整中产生行气活血、舒筋活络、消肿止痛、祛风除湿等功效,起到一种良性刺激、促其恢复正常功能的作用。

②温热作用:拔罐法对局部皮肤有温热刺激作用,以大火罐、水罐、药

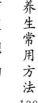

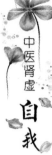
罐最明显。温热刺激能使血管扩张,促进以局部为主的血液循环,改善充血状态,加强新陈代谢,使体内的废物、毒素加速排出,改变局部组织的营养状态,增强血管壁通透性,增强白细胞和网状细胞的吞噬活力,增强局部耐受性和机体的抵抗力,起到温经散寒、清热解毒等作用,从而达到促使疾病好转的目的。

③调节作用:拔罐法的调节作用是建立在负压或温热作用的基础之上的,首先是对神经系统的调节作用,由于给予机体一系列良性刺激,作用于神经系统末梢感受器,经向心传导,达到大脑皮层;加之拔罐法对局部皮肤的温热刺激,通过皮肤感受器和血管感受器的反射途径传到中枢神经系统,从而发生反射性兴奋,借以调节大脑皮质的兴奋与抑制过程,使之趋于平衡,并加强大脑皮层对身体各部分的功能调节,使患部皮肤相应的组织代谢旺盛,促使机体恢复功能,阴阳失衡得以调整,使疾病逐渐痊愈。

(2)常用火罐吸拔方法

利用燃烧时火焰的热力,排去空气,使罐内形成负压,将罐吸着在皮肤上,主要有下列几种方法。

①投火法:用小纸条点燃后,投入罐内,不等纸条烧完,迅速将罐罩在应拔的部位上,这样纸条未燃的一端向下,可避免烫伤皮肤。(图3-20)

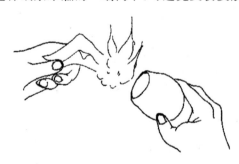

图3-20 投火法

②闪火法:先用干净毛巾,蘸热水将拔罐部位擦洗干净,然后用镊子镊紧棉球稍蘸酒精,点燃棉球,用闪火法,往玻璃火罐里一闪,迅速将罐子扣

在皮肤上。(图 3-21)

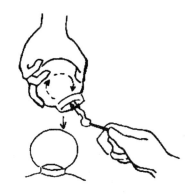

图 3-21　闪火法

③架火法:用一不易燃烧的或不易传热的块状物,直径 2～3cm,放在应拔的部位上,上置小块酒精棉球,点燃后将火罐扣上,可产生较强的吸力。(图 3-22)

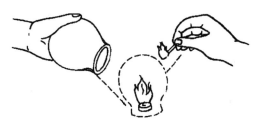

图 3-22　架火法

(3)拔罐补肾固精法注意事项

①体位选择:患者要有舒适的体位,应根据不同部位选择不同口径的火罐。注意选择肌肉丰满、富有弹性、没毛发和骨骼凹凸的部位,以防掉罐。拔罐动作要做到稳、准、快。

②拔罐禁忌:皮肤有溃疡、水肿及大血管的部位不宜拔罐;高热抽搐者,不宜拔罐;有自发性出血和损伤性出血不止的患者,不宜使用拔罐法。

③意外处理:在拔罐过程中如出现烫伤、小水泡可不必处理,任其自然

吸收；如水泡较大或皮肤有破损，应先用消毒针刺破水泡，放出水液，或用注射器抽出水液，然后涂以龙胆紫，并以纱布包敷，保护创口。

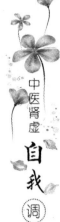

二十、不要轻视艾灸的补肾作用

艾灸是中医学中防病治病、养生延寿的一种简便易行的而又切实有效的方法。艾灸是用易燃的艾绒等在体表经穴或患病部位进行烧灼、熏烤，借助药物温热的刺激，通过经络的传导，起到温通气血、扶正祛邪的作用，从而达到保健养生、防病治病的目的。

艾灸能健身、防病、治病，在我国已有数千年历史。早在春秋战国时期，人们已经开始广泛使用艾灸法，如《庄子》中有"越人熏之以艾"，《孟子》中也有"七年之病求三年之艾"的记载。艾灸能激发、提高机体的补肾功能，增强机体的抗病能力。艾灸防病、治病的作用大多源于艾灸的补益作用，其基本原理如下。

一是调节阴阳：中医理论认为，人体阴阳平衡，则身体健康，而阴阳失衡人就会发生各种疾病。艾灸可以调节阴阳，从而使失衡之阴阳重新恢复平衡。

二是调和气血：中医理论认为，气是人的生命之源，血为人体的基本物质，气血充足，气机条达，人的生命活动才能正常。艾灸可以补气、养血，还可以疏理气机，并且能升提中气，使得气血调和以达到养生保健的目的。

三是温通经络：中医理论认为，经络是气血运行之通路，经络通畅，则利于气血运行、营养物质之输布。寒湿等病邪，侵犯人体后，往往会闭阻经络，导致疾病的发生。艾灸能借助其温热肌肤的作用，温暖肌肤、经脉，活血通络，以治疗寒凝血滞、经络痹阻所引起的各种病症。

四是扶正祛邪：中医理论认为，"正气存内，邪不可干"。人的抵抗力强，卫外能力强，疾病则不易产生，艾灸通过对某些穴位施灸，如大椎、足三里、气海、关元等，可以培扶人体的正气，增强人体防病治病的能力，而艾灸不同的穴位和部位可以产生不同的补益作用。无论是调节阴阳、调和气血,还是温通经络、扶正祛邪,艾灸对人体起到了一个直接的或间接的补益作用,尤其对于虚寒证,所起的补益作用尤为明显。正是这种温阳补益、调和气血的作用,帮助人们达到防病治病、保健养生的目的。

二十一、艾灸补肾养生宜选的穴位

补肾养生保健灸尤其容易,因为取穴不多,便于掌握,只要经过一般医师的指导,或者按图取穴,就可以自己操作,达到保健的目的。在保健灸时,其中关键的问题在于取穴和操作技术。历代医家曾经把以下穴位作为养生保健的要穴,认为经常施灸可以延年益寿,以下三个穴位对补肾作用显著,只要让医师指导一次,即可领会其全部操作要领。

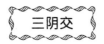
三阴交

从内踝至阴陵泉折作 13 寸,当内踝正中直上 3 寸之处取穴。或以本人食、中、无名、小指四指并拢放于内踝尖上便是。施灸者最好咨询医师,让其做好标记,以便施灸准确。

三阴交穴(图 3-15)有主治肝、脾、肾三脏的作用,此穴属脾经,有健脾和胃化湿、疏肝益肾、调经血、主生殖之功效。临床用于治疗泌尿、生殖及消化系统疾病。对于小便不利、膀胱炎、急慢性肾炎、阳痿、遗精、月经不调、痛经、带下、经闭、功能性子宫出血、不孕症、子宫收缩无力等症效果明显。灸三阴交对消化系统、神经系统、心血管系统以及其他系统的各种疾病都有明显的治疗作用,经常施灸对中老年人有强壮保健作用。

关元穴

中医认为,关元穴为一身之元气所在,为男性藏精、女性蓄血之处。艾灸关元穴对于慢性胃炎、泌尿生殖系统疾病,如肾炎、慢性子宫病、夜尿、遗精、早泄、阳痿、性功能减退、缩阳症、月经不调、痛经、盆腔炎、赤白带、功能性子宫出血、不孕症、子宫下垂、女性阴冷等症有较为明显的治疗与保健作用。对于全身性疾病以及其他系统疾病，如慢性腹痛、腹胀、元气不足、少气乏力、精神不振、中老年亚健康状态都有一定的治疗作用。关元穴位于腹部之正中线上脐下 3 寸（图 3－12）。使患者仰卧，由脐中至耻骨联合上缘折用五寸，在脐下 3 寸处取穴。用于保健灸最好让医师给患者做好标记，以便患者施灸或家人施灸。

命门穴

命门穴为人体的长寿大穴。位于后背两肾之间，第二腰椎棘突下，与肚脐相平对的区域（图 3－18）。现代医学研究表明，命门之火就是人体阳气，从临床看，命门火衰的病与肾阳不足证多属一致。补命门的药物多具有补肾阳的作用。经常艾灸命门穴可强肾固本，温肾壮阳，强腰膝，固肾气，延缓人体衰老。疏通督脉上的气滞点，加强与任脉的联系，促进真气在任督二脉上的运行。并能治疗阳痿、遗精、脊强、腰痛、肾寒阳衰、行走无力、四肢困乏、腿部浮肿、耳部疾病等症。

二十二、艾灸补肾养生的操作方法

艾灸补肾养生的具体操作方法：使用艾绒制成的艾炷、艾卷，点燃后，在身体相应的穴位上施行熏灸，以温热性刺激，通过经络腧穴的作用，以达到治病防病、提高免疫力的目的。由于艾灸补肾养生方法独特，且其操作使用方便，易于为一般人群接受，已成为一种受大众喜爱的保健方法。具体来说可采用以下几种操作法。

艾条灸

艾条是取纯净细软的艾绒 24 克，平铺在 26cm 长、20cm 宽的细草纸上，将其卷成直径约 1.5cm 圆柱形的艾卷，要求卷紧，外裹以质地柔软、疏松而又坚韧的桑皮纸，用胶水或糯糊封口而成。也有每条艾绒中渗入肉桂、干姜、丁香、独活、细辛、白芷、雄黄各等分的细末 6 克，则称为药条。现药店均有售卷好的艾条和药条。施灸的方法分温和灸和雀啄灸。

(1)温和灸:施灸时将艾条的一端点燃,对准应灸的腧穴部位或患处,约距皮肤 2～3cm 左右,进行熏烤。熏烤使患者局部有温热感而无灼痛为宜,一般每处灸 5～7 分钟,至皮肤红晕为度。对于昏厥、局部知觉迟钝的患者,医者可将另一只手的食、中二指分开,置于施灸部位的两侧,这样可以通过医者手指的感觉来测知患者局部的受热程度,以便随时调节施灸的距离和防止烫伤。(图 3－23)

(2)雀啄灸:施灸时,将艾条点燃的一端与施灸部位的皮肤并不固定在一定距离,而是像鸟雀啄食一样,一上一下活动地施灸。另外也可均匀地上、下或向左、右方向移动,或做反复地旋转施灸。(图 3－24)

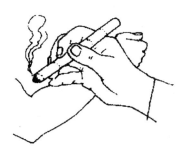 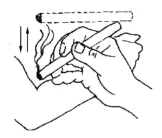

图 3－23　温和灸　　　　　　图 3－24　雀啄灸

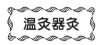

温灸器灸是用金属特制的一种圆筒灸具,故又称温筒灸。其筒底有尖有平,筒内套有小筒,小筒四周有孔。施灸时,将艾绒或加掺药物,装入温灸器的小筒,点燃后,将温灸器的盖子扣好,即可置于腧穴或应灸部位进行熨灸,直到所灸部位的皮肤红润为度。温灸器灸有调和气血、温中散寒的作用。

145

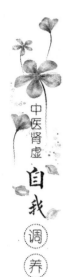

间接灸

间接灸(图 3-25)是用药物将艾炷与施灸腧穴部位的皮肤隔开,进行施灸的方法。如隔姜灸、隔蒜灸等。

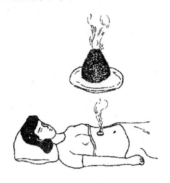

图 3-25　间接灸

(1)隔姜灸:用鲜姜切成直径大约 2~3cm、厚约 0.2~0.3cm 的薄片,中间以针刺数孔,然后将姜片置于应灸的腧穴部位或患处,再将艾炷放在姜片上点燃施灸。当艾炷燃尽,再易炷施灸。灸完所规定的壮数,以使皮肤红润而不起泡为度。

(2)隔蒜灸:用鲜大蒜头切成厚 0.2~0.3cm 的薄片,中间以针刺数孔,置于应灸腧穴或患处,然后将艾炷放在蒜片上,点燃施灸。待艾炷燃尽,易炷再灸,直至灸完规定的壮数。

二十三、艾灸补肾养生的几点建议

施灸者应严肃认真,专心致志,精心操作。施灸前应向被施灸者说明施术要求,消除恐惧心理,取得患者的合作。若需选用瘢痕灸时,必须先征得被施灸者同意。临床施灸应选择正确的体位,要求被施灸者的体位平正舒适,既有利于准确选定穴位,又有利于艾炷的安放和施灸的顺利完成。

灸治应用广泛,虽可益阳亦能伤阴,临床上凡属阴虚阳亢、邪实内闭及热毒炽盛等病证,应慎用灸法。施灸时,对颜面五官、阴部、有大血管分布等部位不宜选用直接灸法,对丁妊娠期妇女的腹部及腰骶部不宜施灸。在施灸或温针灸时,要注意防止艾火脱落,以免造成皮肤及衣物的烧损。

灸疗过程中,要随时了解被施灸者的反应,及时调整灸火与皮肤间的距离,掌握灸疗的量,以免造成施灸太过,亦可引起灸伤。灸后若局部出现水泡,只要不擦破,可任其自然吸收。若水泡过大,可用消毒针从泡底刺破,放出水液后,再涂以龙胆紫药水。对于化脓灸者,在灸疮化脓期间,不宜从事体力劳动,要注意休息,严防感染。若有继发感染,应及时对症处理。此外,对呼吸系统疾病者进行灸治时,更应注意。施术的房间应注意通风,保持空气清新,避免烟尘过浓,污染空气,伤害人体。

二十四、宜于中老年人站位练习的强肾操

第一步:两足平行,足距同肩宽。目视鼻端,两臂自然下垂,两掌贴于裤缝,手指自然张开,脚跟提起,连续呼吸9次不落地。

第二步:再呼吸,慢慢屈膝下蹲,两手背逐渐转前,虎口对脚踝。手接近地面时,稍用力抓成拳(有抓物之意),吸足气。

第三步:憋气,身体逐渐起立;两手下垂,逐渐握紧。

第四步:呼气,身体立正,两臂外拧,掌心向前,两肘从两侧挤压肋,同时身体和脚跟部用力上提,并提肛,呼吸。

二十五、宜于坐位练习的强肾健身操

方法一:端坐,两腿自然分开,与肩同宽,双手屈肘侧举,手指伸向上,与两耳平。然后,双手上举,以两肋部感觉有所牵动为度,随后复原。连续做3~5次为一遍,每日可酌情做3~5遍。做动作前,全身宜放松。双手上举时吸气,复原时呼气,且力不宜过大、过猛。这种动作可活动筋骨、畅达经脉,同时使气归于丹田,对年老、体弱、气短者有缓解作用。

方法二:端坐,左臂屈肘放两腿上,右臂屈肘,手掌向上,做抛物动作3

～5遍。做抛物动作时,手向上空抛,动作可略快,手上抛时吸气,复原时呼气。此动作的作用与第一动作相同。

　　方法三:端坐,两腿自然下垂,先缓缓左右转动身体 3～5 次。然后,两脚向前摆动 10 余次,可根据个人体力酌情增减。做动作时全身放松,动作要自然、缓和,转动身体时,躯干要保持正直,不宜俯仰。此动作可活动腰膝,益肾强腰,常练此动作,腰膝得以锻炼,对肾有益。

　　方法四:端坐,松开腰带,宽衣,将双手搓热,置于腰间,上下搓磨,直至腰部感觉发热为止。此法可温肾健腰,腰部有督脉之命门穴以及足太阳膀胱经的肾俞、气海俞、大肠俞等穴,搓后感觉全身发热,具有温肾强腰、舒筋活血等作用。

　　方法五:双脚并拢,两手交叉上举过头,然后,弯腰,双手触地,继而下蹲,双手抱膝,默念"吹"但不发出声音。如此,可连续做 10 余遍。

　　常练习上述五种功法,有补肾、固精、壮腰膝、通经络的作用。

第四章

补肾要学会常用中药的使用

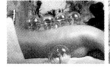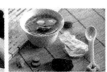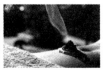

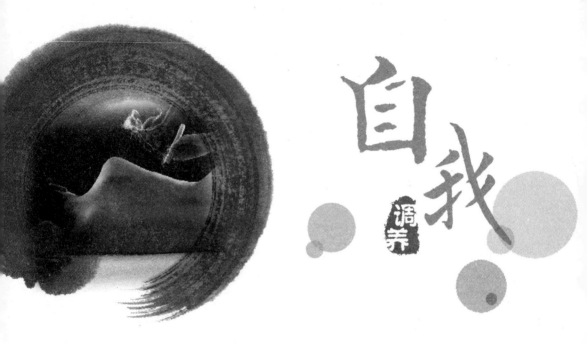

一、补肾的几种常用中药

时下，社会上补肾之风盛行，于是各种补肾药令人心动，人们不知如何选购。然而，作为纯中药的补肾药或保健品，其配方虽不一样，但不外乎是几种常见中药的不同组合罢了。如能正确地选择适合于自己的补肾药或保健品，对于提高身体素质，确实能起到一定的作用。

中医认为，肾为先天之本，肾有主骨生髓、藏精纳气之功能。肾阳虚会出现怕冷、肢凉、腰背酸痛、阳痿、早泄、性欲减退、浮肿、尿少、面色无华、舌体肥胖、小便清长等症。如临床上表现为衰弱症的慢性肾炎、肾上腺皮质机能减退、甲状腺机能低下、神经衰弱症等，对于肾阳虚所至的以上诸症，应该选用补肾壮阳的药物治疗。

具有补肾壮阳效果的中药很多，如附子、干姜、肉桂、肉苁蓉、仙茅、淫羊藿、阳起石、骨碎补、巴戟天、川续断、狗脊、补骨脂、山药、胡桃肉、金樱子、益智仁、桑螵蛸、覆盆子、菟丝子、鹿茸等。在临床上使用这些药物治疗时，还要根据患者的症状、体征、舌质、舌苔变化及脉象，随症加减用药。如伴有阳痿早泄时，用芡实、金樱子、阳起石、莲子肉等配伍；伴有水肿时，常与泽泻、车前子、茯苓、猪苓等药物配伍；伴有小便多、遗尿时，常与益智仁、桑螵蛸、覆盆子等配伍。患者体虚气喘、肢凉时，又常与附子、党参、黄芪、龙骨、牡蛎等药物配伍。常用的补肾壮阳方剂有右归丸、金匮肾气丸、缩泉丸、真武汤及五苓散等，均可随症加减选用。

§ 鹿 茸 §

鹿茸，甘、咸、温，为梅花鹿或马鹿的尚未骨化的幼角。具有壮元阳、益精髓、补气血、强筋骨的功效。凡属肾阳虚所致疲乏无力、精神萎靡、肢凉怕冷、阳痿滑精、小便失禁、大便溏稀、腰背酸痛、心悸头晕、耳聋眼花、妇女宫冷不孕、小儿发育迟缓等均可用鹿茸治疗。它适用于治疗精亏兼阳虚引起的一切病症，中青年及兼阴虚内热（常见咽干、五心烦热等症）者忌用。鹿茸可单独应用（如研成细粉冲服或制成鹿茸精等补剂服用），也可在其他方剂中配伍同服。现代医学研究也证明，鹿茸内含有多种氨基酸、三磷酸腺苷、胆淄醇、雌酮、脂溶性维生素、卵磷脂、脑磷脂等。这些物质除能促进人体的生长发育、壮阳外，还能增强人体的免疫功能，因此，鹿茸作为一种中药补剂深受患者欢迎。注意患有高血压、肾炎、肝炎以及中医所说的阴虚火旺、肝阳上亢的人，均不宜服用鹿茸或含鹿茸的其他制剂。鹿茸一般用量为1～3克，研成细末。

补益调养

（1）取鹿茸3克，放于碗内加水适量，隔水炖服，或与肉共炖食之。适用于精衰血少、头晕眼花等症。

（2）乌鸡1只（300克左右），掏膛，洗净后加鹿茸6～9克，加调料、盐适量，炖烂。每日服1次，分3次服完。适用于肾虚精亏、久婚不育、妇女小腹发凉、月经不调及精血淡少、腰酸乏力等症。

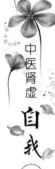

巴戟天

巴戟天为茜草科植物巴戟天的根。巴戟天为缠绕性草质藤本,生于山谷、溪边或山地树林下,有栽培,花期4～7个月,果期6～11个月,分布于江西、福建、广东、海南、广西等地。栽培品6～7年即可采收。秋冬季采挖,挖出后,剪去茎叶须根晒至6～7成干,用槌打扁,晒至全干或蒸约半小时后晒至半干,再槌扁晒干。

巴戟天呈扁圆柱形,略弯曲,长度不等,直径1～2cm。表面灰黄色,粗糙,具纵纹,外皮横向断裂而露出木部,形似连珠,质坚韧,断面不平坦,皮部厚,淡紫色,易与木部剥离,木部黄棕色,无臭,味甘,微涩。以条粗、连珠状、肉厚、色紫者为佳。

适合人群: 一是适宜身体虚弱、精力差、免疫力低下、易生病者。二是凡火旺泄精、阴虚水泛、小便不利、口舌干燥者皆禁用。

食疗作用: 巴戟天味辛、甘,性微温,归肝、肾经,体润,补而兼散,具有补肾阳、强筋骨、祛风湿的功效。主治肾虚阳痿,遗精滑泄,少腹冷痛,遗尿失禁,宫寒不孕,腰膝酸痛,风寒湿痹,风湿脚气。

淫羊藿

淫羊藿为小檗科植物淫羊藿、箭叶淫羊藿、柔毛淫羊藿或朝鲜淫羊藿的干燥叶。夏、秋季茎叶茂盛时采割,除去茎、粗梗及杂质,晒干或阴干。淫羊藿一般指的是植物的地上部分,而仙灵脾指的是植物的地下干燥根茎。

淫羊藿味辛甘,性温,归肝、肾经,具有补肾阳、强筋骨、祛风湿的功效。适用于肾虚阳痿、遗精早泄、腰膝酸软、肢冷畏寒、寒湿痹痛或四肢拘挛麻木。治阳痿遗精,可配仙茅、山萸肉、肉苁蓉等品;治风湿痹痛偏于寒湿者,以及四肢麻木不仁或筋骨拘挛等,可与威灵仙、巴戟天、肉桂、当归、川芎等配伍。淫羊藿一般用量为3～9克,煎服。

传统中草药淫羊藿是天然的"伟哥"。研究人员对一些传统具有壮阳效用的中草药进行取样分析发现,淫羊藿含有类似5型磷酸二酯酶(PDE5)抑制剂的成分,后者是伟哥的主要成分。研究人员认为,相较于西药而言,淫羊藿的副作用可能更小,更应推广使用。

淫羊藿有雄性激素样作用,通过促进精液分泌,使精囊充盈后,反过来又刺激感觉神经,从而激发性欲使得阴茎勃起。同时,淫羊藿还有抑制血管运动中枢、扩张周围血管、使血压下降的功效,对脊髓灰质炎病毒、白色葡萄球菌等也有抑制作用。

肉苁蓉

肉苁蓉,别名大芸、黑司命、沙中仙、淡大云,其处方用名为肉苁蓉,属列当科寄生草本植物,主产于我国内蒙古、新疆、宁夏一带。因其体表布有鳞片,质茎似肉,且药性温而不燥,滑而不泻,补而不峻,有"从容"缓和之性,故名。肉苁蓉为列当科植物肉苁蓉带鳞叶的肉质茎。主产于内蒙古、甘肃、新疆、青海等地的沙质土壤和半沙质的草原地带。肉苁蓉平补,补益

🌿 小贴士

肉苁蓉肉质茎呈长扁圆柱形,长3～15cm,直径2～8cm,下粗上细。表面棕褐色或灰棕色,密被覆瓦状排列的肉质鳞叶,鳞叶菱形或三角形。体重,质硬难折断。断面棕褐色,有淡棕色点状维管束排列成波状环纹,木部约占4/5,有时中空。气微,味甜,微苦。以条粗壮、密生鳞叶、质柔润者为佳。商品有淡苁蓉和咸苁蓉两种,淡苁蓉以个大身肥、鳞细、颜色灰褐色至黑褐色、油性大、茎肉质而软者为佳。咸苁蓉以色黑质糯、细鳞粗条、体扁圆形者为佳。习惯认为产于内蒙古者为最著。

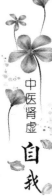

力量还比较大,适合长期补,因为对人的补益是和人参相似的,所以它有"沙漠人参"之称。

由于肉苁蓉的补益功效良佳,所以成为古今医家处方中经常"出头露面"的补药之一。对此,许多医典中都有论述。李时珍《本草纲目》中称它:"补而不峻,故有从容之号。"《日华子本草》载:"治男绝阳不兴,女绝阴不产,润五脏,长肌肉,暖腰膝,男子泄精,尿血,遗沥,带下阴痛。"

紫河车为较常用中药,始载于《本草拾遗》,为人出生时所脱掉的胎盘,经过加工干燥而成。紫河车的加工方法:将新鲜胎盘放入清水中漂洗,剔除筋膜并挑破脐带周围的血管,挤出血液,反复漂洗数次,并轻轻揉洗至洁净为止,然后用细铁丝圈在里面绷紧,四周用线缝住,放入开水锅中煮至胎盘浮起时取出,剪去边上的羊膜,再置无烟的煤火上烘至起泡,质酥松即成。

中医认为,紫河车性味甘、咸、温,入肺、心、肾经,有补肾益精、益气养血之功。《本草拾遗》言其"主气血羸瘦,妇人劳损,面黩皮黑,腹内诸病渐瘦悴者"。现代医学研究认为,紫河车含蛋白质、糖、钙、维生素、免疫因子、女性激素、孕酮、类固醇激素、促性腺激素、促肾上腺皮质激素等,能促进乳腺、子宫、阴道、睾丸的发育,对甲状腺也有促进作用,临床用于治疗子宫发育不全、子宫萎缩、子宫肌炎、功能性无月经、子宫出血、乳汁缺乏症等均有显著疗效,对肺结核、支气管哮喘、贫血等亦有良效,研末口服或灌肠可预防麻疹或减轻症状。对门静脉性肝硬化腹水及血吸虫性晚期肝硬化腹水也有一定的疗效。

补益调养

(1)产后缺乳:紫河车1具,烘干,研为细末。每次5克,每日2次,用猪蹄汤送服。

(2)阳痿遗精、身体虚弱:紫河车半具,冬虫夏草10克,共炖食。

（3）肾虚精少、不孕不育：紫河车1具，党参75克，干地黄75克，枸杞子75克，当归75克。将紫河车切碎，与上四味药一并加水浸泡，煎煮3次，分次滤出药汁，合并滤液，用文火煎熬浓缩，兑入蜂蜜1000克，调匀成膏。每次3匙，清晨用黄酒冲服。

（4）各种贫血：紫河车30克，大枣10枚，枸杞子15克。水煎服，每日1剂。

（5）肺结核、消瘦、咳嗽、咯血：紫河车4份，白及2份，百部2份。烘干，研末，炼蜜为丸，每丸重约10克，每服2丸，每日3次。

（6）神经衰弱、轻度糖尿病：紫河车1具，淮山药500克。烘干，均研细末。混匀，口服。每日3次，每次15克。

（7）白细胞减少症：紫河车粉30克，加入500克面粉中，焙成酥饼。每日3次，2日内食完，连用1～3个月。

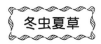

冬虫夏草

冬虫夏草的来源较为复杂，它是麦角菌科植物冬虫夏草菌寄生在蝙蝠蛾科昆虫蝙蝠蛾幼虫体内的干燥复合体。

冬虫夏草是一味名贵中药，入药始于清代雍正年间。几百年来，被医家称为补虚圣药。

清代吴仪洛《本草从新》中最早记述了冬虫夏草有"保肺益肾，止血化痰"的功效。中医临床用于虚劳咯血、阳痿遗精、腰膝酸软、盗汗、病后久虚不复等。现代临床常用于肺结核、慢性支气管炎及支气管哮喘、慢性活动性肝炎、慢性肾炎及肿瘤的治疗。冬虫夏草以它奇特的疗效，与人参、鹿茸并列为三大补品而驰名中外。现代医学研究证明，冬虫夏草有显著促进血及升高血小板的作用，可提高机体免疫功能，有抗心肌缺氧、抗心律失常、抗肾衰的作用，能明显扩张支气管，并有拟性激素样等作用。冬虫夏草一般用量为3～9克。如煎汤药，应在药渣中将冬虫夏草挑出，嚼碎服下为宜。

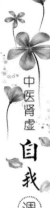

补益调养

(1)冬虫夏草6~10克,水煎,食虫饮汁。适用于心悸失眠,增强体质。

(2)冬虫夏草25克,鲜胎盘1个,炖熟,可适当加一点调味品,分4次服,2日内服完。适用于多种虚损的补益。

(3)老鸭1只,除去内脏,洗净,往膛内填入虫草10个,加调料,蒸烂食用。适用于糖尿病、病后体虚、贫血、盗汗、结核患者的滋补调养。(无鸭可用鸡)

(4)取冬虫夏草5~10枚,白糖或冰糖,桂圆肉、核桃仁、枸杞子、红枣、黑芝麻适量,加水蒸熟后,隔日服1次,连服1周,隔1周再服。若在入冬前服用,则不畏风寒,不易生病。

(5)用冬虫夏草泡酒,每日小饮1杯,嚼服虫草2枚,对下肢冷痛或肌肉萎缩有效。

冬虫夏草有一股特殊的腥臭味。用一般的炖汤、煎煮、研粉冲服等方法,有的人难以下咽,对于这样的人,不妨用冬虫夏草的胶囊一试。

> ❅ **小贴士**
>
> 冬虫夏草能治百病是片面的说法。有的人认为虫草可以包治百病,从抗癌到壮阳,从美容到治疗艾滋病……几乎无所不能。针对人们对虫草近乎迷信的消费心理,专家提醒,虫草包治百病,那是不科学的。其实虫草的主要功效在于润肺、止咳、化痰和提高人体免疫力方面,对症下药才是科学的方法,禁忌有病乱用冬虫夏草。

阿 胶

阿胶味甘,性平,归肺、肝、肾经,是驴皮经漂泡去毛后熬制而成的胶质块,所以又叫驴皮胶。

早在 2000 多年前,《神农本草经》就把它列为上品,认为阿胶主治腰腹疼痛、四肢酸痛以及妇女各种出血与胎产病症。现代临床通常取阿胶滋阴补血、止血安胎、益气补虚的功效,用于治疗眩晕、心悸、失眠、久咳、咯血、吐血、尿血、便血、衄血、崩漏、月经不调、滑胎等病症。

据现代科学分析,阿胶含有明胶原、骨胶原、蛋白质及钙、钾、钠、镁、锌等 17 种元素。所含蛋白质水解后能产生多种氨基酸,其中有赖氨酸 10%,精氨酸 7%,组氨酸 2% 等。药理和临床研究发现,阿胶可以促进细胞再生,临床上能发挥养血、补血、益气等多种效用,对老年久病体质虚弱者,有减轻疲劳、抗衰益寿的作用;对久病体虚,出血后出现的晕厥、便秘也有一定的作用。阿胶还能改善体内钙平衡,它除本身含有钙质外,还可以通过甘氨酸的作用,促进钙的吸收,从而改善因缺钙引起的抽搐。

补益调养

(1)阿胶 500 克,放大碗内,加水半杯,黄酒半杯,放入锅内隔水炖,待溶化后,再加冰糖 200 克,搅匀,再继续炖 30 分钟以上,倒入大些的搪瓷盘里,冷却后即成软糖状,用刀切成大小均等的 20 块。每日早晚空腹各吃 1 块,可治疗各种贫血。

(2)依上法炖制的阿胶,连同炒熟的核桃仁,每日早晚空腹各吃 1 次,每次吃阿胶 1 块,核桃仁 2 个,可以治疗便秘、咳喘。

小贴士

　　阿胶滋补作用虽然很强,但性偏滋腻,有碍脾胃运化,只适宜于胃肠吸收功能正常者服用。脾胃虚弱、食欲不振、呕吐腹泻者,则不宜服用。值得提醒的是,在患有感冒、咳嗽、腹泻等病或月经来潮时,应停服阿胶,待病愈或经停后再继续服用。另外,服用阿胶期间还须忌口,如萝卜、浓茶等。

第四章 补肾要学会常用中药的使用

157

（3）阿胶 15 克，黄芩、黄连、白芍各 6 克，水煎取汁，放温后，加鸡蛋黄 2 个，搅匀，每日 3 次温服。可治血虚眩晕、心烦、失眠等症。

刺五加

刺五加为五加科植物刺五加的根茎或茎。春秋二季采挖，洗净，干燥，润透，切厚片，晒干，生用。

刺五加别名刺拐棒、刺老牙等。为五加科多年生落叶灌木。主产黑龙江小兴安岭，在吉林、辽宁、河北、山西等省也有分布。树皮可作五加皮入药，民间多用根及根茎。另外，对茎、叶、果实部分的研究证明都有医疗效果。根部含有多种甙类，五加甙 B_1、五加甙 E_1、β-谷甾醇葡萄糖甙、紫丁香甙、乙基半乳糖甙；此处尚含 I-芝麻脂素和异白蜡树定。近些年来研究证明，刺五加有类似人参样作用，属于"适应原"性药物。树皮味辛，性温，有祛风除湿、强筋骨的功能；根及根茎有扶正固本、益智安神、健脾补肾等功效，用于脾肾阳虚、腰膝酸软、体虚无力、失眠、多梦、食欲不振等症。

（1）性味归经：甘、微苦，温。归脾、肺、心、肾经。

（2）功用与临床应用：①益气健脾。本品能益气健脾，补益肺气，并略有祛痰平喘之功。用治脾肺气虚、体倦乏力、食欲不振、久咳虚喘者，单用有效，或配伍太子参、五味子、白果等同用。②补肾助阳。本品能温助阳气，强健筋骨。治疗肾阳不足之腰膝酸痛者，可单用，或与杜仲、桑寄生等药同用。亦可用于阳痿、小儿行迟及风湿痹痛而兼肝肾不足者。③安神益志。用治心脾两虚、心神失养之失眠、健忘，可与制首乌、酸枣仁、远志、石菖蒲等配伍。

（3）用法用量：煎服，9～27 克。目前多作片剂、颗粒剂、口服液及针剂使用。

狗脊

狗脊为蚌壳蕨科植物金毛狗脊的干燥根茎，因其根茎表面附有光亮的金黄色长柔毛，根似狗的脊背，故又称为"金毛狗脊"。

狗脊列为《神农本草经》中品，性温，味苦、甘，具有补肝肾、强筋骨、健腰膝、祛风湿、利关节的功能。特别是补肝肾、强筋骨和祛风湿的功能颇佳。因此，中老年男女，凡有肝肾不足、筋骨不利、腰膝酸痛、下肢无力、尿频、遗精、崩漏以及白带过多等症可以常服狗脊。现代医学研究证明，狗脊有增加心肌血流的作用，有抗炎和降血脂的作用。狗脊一般用量为 10～15 克。

(1)药理作用：①狗脊的毛对外伤性出血有明显的止血效果，其作用较吸收性明胶海绵迅速，且似能被组织吸收消化。对兔、犬的疤痕组织及肝脏、脾脏的损伤出血有肯定的止血作用，效果快而可靠，尚有升血小板的作用。②止咳祛痰作用主要是山奈素起作用。③收敛、止泻、抗菌作用主要是鞣质起作用。

(2)应用和禁忌：①补肝肾，强腰膝，祛风湿，用于腰背强痛俯仰不利、膝痛脚弱筋骨无力，配海风藤、木瓜、牛膝等；用于肾虚遗精、腰酸腿软，配远志、茯苓、当归等；用于腰肌劳损，配川断、桑枝、红花、当归等。②温补固摄，用于小便不禁、妇女白带过多，配木瓜、五加皮、杜仲等，或配白蔹等。阴虚有热、小便不利者慎用。

补益调养

(1)狗脊、杜仲、续断各 15 克，香樟根、马鞭草 12 克，威灵仙 9 克，红牛膝 6 克，泡酒服，可治风湿骨痛、腰膝无力。

(2)狗脊、远志、茯神、当归各等分，为末，炼蜜做丸，如梧桐子大，每服 50 丸，温黄酒送服，可以固精强骨。

(3)鹿茸 100 克，狗脊、白蔹各 50 克，将以上 3 种药粉碎，过筛，然后用艾叶煎醋汁，打糯米糊，为丸，如梧桐子大。每服 50 丸，早晨空心(饭前)温黄酒送服，治女性少腹虚寒、带下纯白等。

(4)狗脊、木瓜、五加皮、杜仲等分煎服，可治腰痛及小便过多。

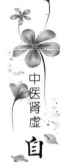

仙 茅

仙茅为石蒜科植物仙茅的干燥根茎。春初发芽前及秋末地上部分枯萎时采挖,除去根头和须根,洗净,干燥。生用或酒制。

(1)性味归经:辛,热。有毒。归肾、肝经。

(2)功用与临床应用:①温肾壮阳。用于肾阳不足、命门火衰的阳痿精冷、遗尿尿频。常与淫羊藿、菟丝子等同用。②祛寒除湿。本品既能补肝肾、强筋骨,又能祛寒湿、暖腰膝、除痹痛。用于肾虚腰膝痿软、筋骨冷痛或寒湿久痹。此外,本品能补命门之火以温煦脾阳而止冷泻。用于脾肾阳虚的脘腹冷痛、泄泻等。可与补骨脂、干姜、人参、白术等配伍。

(3)用法用量:煎服或浸酒服,5～15克。

(4)注意事项:阴虚火旺者忌服。本品燥烈有毒,不宜久服。

补骨脂

补骨脂为豆科植物补骨脂的干燥成熟种子。秋季果实成熟时采收,晒干。生用或盐水炒用。本品又名破故纸。

(1)性味归经:辛、苦,温。归肾、脾经。

(2)功用与临床应用:①补肾助阳,固精缩尿。本品具有温补命门、补肾强腰、壮阳、固精、缩尿之效。用于肾阳不足、命门火衰、腰膝冷痛、阳痿、遗精、尿频等。②暖脾止泻。用于脾肾阳虚泄泻,常配五味子、肉豆蔻、吴茱萸同用。③纳气平喘。用于肾不纳气的虚喘,常配人参、肉桂、沉香等同用。此外,还可治白癜风,可研末用酒浸制成20％～30％酊剂,外涂局部。

(3)用法用量:煎服,5～15克。外用适量。

(4)注意事项:阴虚火旺及大便秘结者忌用。

益智仁

益智仁为姜科植物益智的成熟果实。夏、秋间果实由绿转红时采收,晒干或低温干燥。去壳取仁,生用或盐水炒用。用时捣碎。

(1)性味归经:辛,温。归肾、脾经。

(2)功用与临床应用:①暖肾固精缩尿。用于肾气虚寒、遗精滑精、遗尿尿频等,常与乌药、山药等同用。②温脾止泻摄唾。用于脾寒泄泻、腹中冷痛、口多涎唾等。

(3)用法用量:煎服,3~10克。

海狗肾

海狗肾为海豹科动物海豹或海狗的阴茎或睾丸。春季冰裂时捕捉割取,干燥。洗净,切段或片,干燥,滑石粉炒后用。

(1)性味归经:咸,热。归肾经。

(2)功用与临床应用:暖肾壮阳,益精补髓。主要用于肾阳衰惫的阳痿精冷、腰膝酸软及精少不育等。有较强的壮阳补精作用。治阳痿精冷,常配人参、鹿茸、附子等同用;治精少不育,亦可与人参、鹿茸、紫河车、淫羊藿等配伍。

(3)用法用量:研末服,每次1~3克,日服2~3次。入丸、散或浸酒服,随方定量。

(4)注意事项:阴虚火旺及骨蒸劳嗽等忌用。

锁 阳

锁阳为锁阳科多年生肉质寄生草本植物锁阳的肉质茎。春季采挖,除去花序,切段,晒干。切薄片,生用。

(1)性味归经:甘,温。归肝、肾、大肠经。

(2)功用与临床应用:①补肾阳,益精血。本品与肉苁蓉有相似的功效。用于肾阳虚衰的阳痿、不孕、腰膝痿软等。治阳痿、不孕,常与巴戟天、补骨脂、菟丝子等同用;治腰膝痿软、筋骨无力,常与补肝肾、益精血、润燥养筋的熟地黄、龟板等配伍。②润肠通便。本品具有益精养血、润燥滑肠

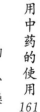

的功效,用于精血津液亏耗的肠燥便秘,常配火麻仁、当归等同用。

（3）用法用量:煎服,10～15 克。

菟丝子

菟丝子为旋花科植物菟丝子或大菟丝子的成熟种子。秋季种子成熟时采收植株,晒干,打下种子,除去杂物,生用或煮熟用。

（1）性味归经:辛、甘,平。归肝、肾、脾经。

（2）功用与临床应用:①补肾益精。本品既能补肾阳、肾阴,又有固精、缩尿、止带之效。用于肾虚腰痛、阳痿遗精、尿频、带下等证。②养肝明目。用于肝肾不足、目失所养而致目昏目暗、视力减退之症。③止泻。用治脾肾虚泻,常配人参、白术、补骨脂等同用。④安胎。用于肝肾不足的胎动不安,常与川续断、桑寄生、阿胶配伍应用。此外,菟丝子还能治肾虚消渴,常与天花粉、五味子、鹿茸等配伍应用。酒浸外涂,对白癜风亦有一定疗效。

（3）用法用量:煎服,10～20 克。外用适量。

（4）注意事项:阴虚火旺、大便燥结、小便短赤者不宜用。

沙苑子

沙苑子为豆科植物扁茎黄芪的成熟种子。秋末冬初果实成熟时割取或连根拔出,晒干,打下种子,除去杂质。生用或盐水炒过用。本品又名沙苑蒺藜、潼蒺藜。

（1）性味归经:甘,温。归肝、肾经。

（2）功用与临床应用:①补肾固精。本品能补肾阳、益肾阴、固精缩尿,用于肾虚阳痿、遗精早泄、遗尿、白带过多及腰痛等。②养肝明目。用于肝肾不足的眩晕目昏,常配枸杞子、菟丝子、菊花等同用。

（3）用法用量:煎服,10～15 克。

杜　仲

杜仲为杜仲科植物杜仲的树皮。4～6月剥取,刮去粗皮,堆置"发汗"至内皮呈紫褐色,晒干。切块或丝,生用或盐水炙用。

(1)性味归经:甘,温。归肝、肾经。

(2)功用与临床应用:①补肝肾,强筋骨。用于肝肾不足的腰膝酸痛、下肢痿软及阳痿、尿频等症。②安胎。用于肝肾亏虚、下元虚冷的妊娠下血、胎动不安或习惯性流产等。现代临床用于高血压,有可靠的降血压作用。对老年人肾虚而又血压高者,可与淫羊藿、桑寄生、怀牛膝等同用;若肝火偏亢者,可配夏枯草、菊花、黄芩等同用。

(3)用法用量:煎服,10～15克。

(4)注意事项:炒用破坏其胶质,更有利于有效成分煎出,故炒用疗效较生用为佳。阴虚火旺者慎用。

续　断

续断为川续断科植物川续断的干燥根。秋季采收,除去根头及须根,用微火烘至半干,堆置"发汗"至内部变绿色时,再烘干。切薄片用。

(1)性味归经:苦、甘、辛,微温。归肝、肾经。

(2)功用与临床应用:①补肝肾,强筋骨。用于肝肾不足、腰痛脚弱、风湿痹痛。②疗伤续折。本品味兼苦辛,有行血脉、消肿止痛之效,用治跌扑损伤、骨折、肿痛等。③止血安胎。用于肝肾虚弱、冲任失调的胎动欲坠或崩漏经多等。

(3)用法用量:煎服,9～15克。外用适量,研末敷。

(4)注意事项:崩漏下血宜炒用。风湿热痹者忌服。

蛤　蚧

蛤蚧为脊椎动物壁虎科动物蛤蚧除去内脏的干燥体。全年均可捕捉,

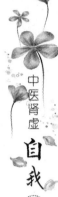

五、六月份为旺产期。捕获后击毙剖开腹部,除去内脏,将血拭干,不可水洗,用竹片交叉撑定,使全体扁平顺直,低温干燥。

(1)性味归经:咸,平。归肺、肾经。

(2)功用与临床应用:①补肺益肾,纳气定喘。本品能峻补肺肾之气而纳气平喘,为治虚喘劳嗽的要药。用于肺肾两虚、肾不纳气的虚喘久嗽,常与人参同用。②助阳益精。用于肾阳不足、精血亏虚的阳痿。有助肾壮阳、益精血的功效。可单用浸酒服,或配人参、鹿茸、淫羊藿等同用。

(3)用法用量:煎服,5~10克;研末服,每次1~2克,日服3次。亦可浸酒服,或入丸、散剂。

(4)注意事项:风寒或实热咳喘忌服。

狗鞭子

狗鞭子是指黄狗的阴茎和睾丸,又称狗鞭。宰杀雄狗时,取出阴茎和睾丸,洗净现用;或去掉周围的肉和脂肪,撑直晾干或烘干备用。

狗鞭子味甘、咸,性温。能补肾壮阳、益精。主要用于肾虚阳衰所致的男子阳痿、阴冷、畏寒肢冷、腰酸尿频等。可单用煮熟,五味调食;或研末,温开水送服。煎煮服食,每日可用1~2具。研末服,可用10克左右。

芡 实

芡实为睡莲科植物芡的成熟种仁。8~9月采收成熟果实,击碎果皮,取出种子,除去硬壳晒干。捣碎生用或炒用。

(1)性味归经:甘、涩,平。归脾、肾经。

(2)功用与临床应用:①益肾固精。适用于肾虚不固之遗精、滑精等症。②健脾止泻。本品既能健脾除湿,又能收敛止泻。用于脾虚湿盛、久泻不愈之证,常与白术、茯苓、扁豆等健脾药物同用。③除湿止带。本品能益肾健脾、收敛固涩,又有良好止带而治带下病的作用。用于带下病。

海 马

史载，唐明皇晚年好色不已，与杨贵妃如胶似漆，纠缠一起。唐代诗人白居易在《长恨歌》中写道："汉王重色思倾国，御宇多年求不得。杨家有女初长成，养在深闺人未识，天生丽质难自弃。一朝选在君王侧，回眸一笑百媚生……云鬓花颜金步摇，芙蓉帐暖度春宵。春宵苦短日高起，从此君王不早朝。"唐玄宗晚年，为何有如此青春活力呢？相传，唐玄宗每日必饮海马酒之故。传说固不可信，但海马确实是一味功效卓著的补肾强壮药。正如《本草新编》所载："海马，亦虾属也。入肾经命门，专善兴阳……海马功用不亚于腽肭脐，乃尚腽肭脐不尚海马，此世人之大惑也……"

海马有温肾壮阳、调气活血的作用，用于肾虚阳痿、遗尿、虚喘以及治肿瘤和疔疮等症。成药中海马补肾丸即以此为主药。动物实验表明，海马确有兴奋性机能的作用，可延长正常雌小鼠的动情期，对去势鼠则可出现动情期，并使正常小鼠子宫及卵巢的重量增加。其提取液也表明有雄性激素样作用，其效力较蛇床子、淫羊藿弱，但优于蛤蚧。本品多入丸、散剂，每次用量3～6克。

女贞子

女贞子味甘、苦，性凉，归肝、肾经，有补肝肾阴、乌须明目的功效。适用于肝肾阴虚、腰酸耳鸣、须发早白、眼目昏暗、视物昏暗、阴虚发热等。现代医学研究认为，女贞子抑制幽门螺杆菌的作用可以用于治疗胃病，还具有抑制嘌呤异常代谢的作用，用以治疗痛风和高尿酸血症。女贞子的用量一般为10～15克，鲜品加倍，水煎服。生用清热，酒炙补益。外用适量。

补益调养

（1）腰膝酸软、须发早白、视物昏花：女贞子、墨旱莲、枸杞子、何首乌各15克，水煎常服。

（2）阴虚发热：女贞子、墨旱莲各15克，地骨皮、银柴胡各10克，水煎服。

第四章 补肾要学会常用中药的使用

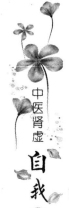

（3）目赤肿痛：鲜女贞叶适量，朴硝少许，捣烂敷眼周围。

（4）咽喉肿痛：鲜女贞叶适量，捣汁含咽。

（5）白细胞减少症：女贞子、虎杖各 15 克，水煎，阿胶 15 克烊化冲服。

韭菜子

韭菜子为百合科植物韭菜的干燥成熟种子，温肾壮阳固精药，始载于南北朝梁武帝时期陶弘景著的《名医别录》之中。

（1）**产地和性状**：本品生于田园，各地均有栽培，以河北、山西、吉林、江苏、山东、安徽、河南产量较大。秋季摘下成熟果实晒干，搓出种子，生用或盐水炒用。

种子半圆形或半卵圆形，略扁，长 3～4mm，宽约 2mm。表面黑色，一面凸起，粗糙有细密的网状皱纹；另一面微凹，皱纹不甚明显，基部稍尖，有点状突起的种脐，质硬，气特异，味辣，嚼之有韭菜味。

（2）**性味和功能**：性温，味辛、甘，有补肝肾、暖腰膝、壮阳固精之功用。

（3）**成分和药理**：本品含硫化物、生物碱、贰类维生素 C 等。

（4）**应用和禁忌**：①治虚劳尿精，将韭菜子、稻米煮粥服用，1 日 3 次。②治妇人带下、男子梦遗，将韭菜子与醋煮沸，焙干研末，炼蜜丸如梧桐子大，空腹温酒送下。③治阳痿遗精，配补骨脂等。④治小便频数、遗尿、白带多，配桑螵蛸、菟丝子等。⑤治腰膝酸软、冷痛，配女贞子、枸杞子等。韭菜子在药用时，宜与菟丝子、枸杞子等补肾壮阳中药相配，因能增强疗效；不宜与苦寒中药（如栀子、黄连、黄柏、知母等）同用，因苦寒中药能抵消韭菜子兴奋性功能的作用。在日常饮食中韭菜子宜与鸡睾、羊睾等动物睾丸同吃，能增强韭菜子治疗勃起功能障碍的效果；不宜与鸭肉同吃，因韭菜子性热，鸭肉性凉，可削弱韭菜子的作用。

二、常用来补肾的几种常用中成药

临床上可用于补肾的中成药及中药汤头较多，但对于这类药物的选择和方剂的选用,首先要分清自身寒、热、虚、实,最好在医生的指导下,做到对症治疗,方能取得好的效果。

六味地黄丸

【组成】熟地黄、山茱萸(制)、牡丹皮、山药、茯苓、泽泻。

【功能】滋阴补肾,兼益肝脾。

【主治】用于肝肾阴虚所致的腰膝酸软,头晕目眩,耳聋耳鸣,骨蒸潮热,盗汗遗精,口干口渴,失眠健忘,小便频数,经少经闭,舌红少苔,脉虚细数;或见小儿五迟五软,囟开不合等症。

【注意事项】忌辛辣油腻之品,可长期服用。但遇急性病证宜停服。密封贮藏,置阴凉干燥处。

【用法及用量】口服:成人每次 6～9 克,每日 2 次,温开水或温淡盐水送下;小儿每次 1.5～3 克,每日 2～3 次。口服液每次 1～2 支,每日 2～3 次。

【剂型及规格】水丸、片剂:每袋或瓶,120 克、250 克。蜜丸:每丸重 6 克、9 克。口服液:每支 10mL。

小贴士

六味地黄丸最早源自"医圣"张仲景。人们习惯在秋冬服用六味地黄丸等品,以顺应"秋收冬藏"的养生规律。但是,春夏两季作为"生""长"的季节,我们更要注意加强对身体基础物质的补充。夏季是一年中气温最高的季节,人体的新陈代谢十分旺盛,好多人在炎热的夏天常常出现全身乏力、食欲不振、容易出汗、头晕、心烦、昏昏欲睡等症状,甚至被中暑、呕吐、腹痛、腹泻等疾病所困扰。从养生角度来讲,坚持服用药性平和的六味地黄丸是没有季节性之分的。长期服用能明显改善人体体质,提高免疫力,增强人体抗病能力。

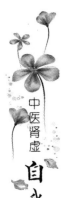
右归丸

【组成】熟地黄、附子(炮附片)、肉桂、山药、菟丝子等。

【功能】温补肾阳,填精补血。

【主治】肾阳不足,命门火衰。症见神疲乏力,畏寒肢冷,腰膝酸冷,阳痿遗精,大便溏薄,尿频,下肢浮肿等。

【注意事项】阴虚火旺者忌用;忌生冷油腻食物。

【用法及用量】口服:每次1丸,每日3次。

【剂型及规格】蜜丸:每丸重9克。

龟鹿补肾丸

【组成】菟丝子、仙灵脾、续断、锁阳、狗脊等。

【功能】温肾益精,补气养血,固涩止遗。

【主治】肝肾不足,精液不固。症见遗精滑泄,妇女带下,崩漏,头晕耳鸣,四肢发软,腰膝酸疼,夜尿多等。

【注意事项】服药期间禁房事。小儿忌服。阴凉干燥处贮藏。

【用法及用量】口服:每次1丸,每日2~3次,饭后温水送服。

【剂型及规格】蜜丸剂:每丸重9克,每盒装10丸。

补肾固齿丸

【组成】地黄、丹参等。

【功能】补肾填髓,益精固齿。

【主治】因肾气虚损所致牙龈萎缩,牙齿松动,风凉寒气刺激疼痛等。

【注意事项】属实热证和有表邪未解者禁用,服药期间少食辛燥之物,注意节制房事。

【用法及用量】口服:每次4克,每日2次,温开水或淡盐水送下。

【剂型及规格】水丸:每瓶80克。

🫖 金匮肾气丸

【组成】地黄、山药、山茱萸(酒炙)、茯苓、牡丹皮、泽泻、桂枝、附子(炙)、牛膝(去头)、车前子(盐炙)。

【功能】温补肾阳,化气行水。

【主治】用于肾虚水肿、腰膝酸软、小便不利、畏寒肢冷。

【注意事项】孕妇禁服;同时在服药期间忌房事、气恼,忌食生冷食物。

【用法及用量】口服:一次1丸,一日2次。

【剂型及规格】蜜丸:每丸重6克。

🐦 小贴士

　　金匮肾气丸源于宋·严用和《济生方》,是汉代张仲景《金匮要略》中肾气丸的加味,又称济生肾气丸。本品所治病证为肾阳虚及肾阳虚水肿,是由肾中阳气不足所致。肾中阳气,又称"少火"。而补足少火,宜用微补、缓补,不宜一味猛补,否则易产生"壮火食气"的现象。金匮肾气丸以附子、桂枝为主药,各取少量,取"少火生气"之意,意在微微补火以鼓舞亏虚的肾中阳气,补命门之火,引火归源;再辅以地黄等六味药物滋补肾阴,促生阴液;如此配伍组方是本着阴阳互根的原理,阴阳并补,使得"阳得阴助,而生化无穷",补阳效果更稳固、更持久。为进一步治疗肾阳虚水肿,本药还配伍了牛膝、车前子以清热利尿、渗湿通淋、引血下行,治疗水肿胀满、小便不利、腰膝酸软等肾阳虚水肿症状。十种药物精当配伍,使其具有温补下元、壮肾益阳、化气利水、消肿止渴、引火归源的功效。

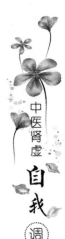

附录　补肾固精需要注意的小事项

一、注意房事禁忌，补肾固精不生病

生活细节不但能够决定身体健康，而且与每个人的肾功能紧密相关。现代医学研究认为，除了遗传因素影响个人的身体健康和肾功能以外，每个人的生活方式尤其是与肾健康有关的生活细节，可能是其身体健康与肾健康的最主要因素。有关专家对人们生活方式和细节进行研究，得出结论：生活方式、生活细节（如饮酒、抽烟）、运动习惯与男性肾功能有关。

（1）忌纵欲过度

中医学认为，中老年人气、血渐衰，如果房事不节，则相火妄动，损伤阴精。纵欲的害处在于损伤人体的精、气、神。历代医学家及现代医学都将纵欲视为中老年房事保健的大忌。现代医学研究表明，男性睾丸产生精子的过程至少需要 36 个小时以上，年龄越大，精子产生的过程也会越长，而且前列腺的分泌也有一定的规律和限度。对中老年女性而言，由于雌激素分泌下降，对性兴奋的生理反应不如年轻人明显，性高潮出现时，阴道及子宫收缩的次数减少。因此，超越生理限度的性生活，对老年人是十分有害的。

常言道"房劳促短命"，这句话是有科学根据的。古代医学家在这方面也有许多论述，强调男性一般应"清心以养其精，女性应平心静气以养其血"。否则，反复纵欲耗伤精血，中年如果再欲求子，则子女禀赋父母精气不足,易致体弱多病。正如《保健保命录》云:"好色之人,子孙必多夭折,后嗣发不蕃昌"。

据医学研究证实,长期纵欲过度会使人的高级神经系统的功能处于冲动的应激状态,从而由兴奋转向功能紊乱,导致交感神经功能和副交感神经功能的平衡失调,出现较多严重的神经管能症,而且会降低机体的免疫功能,从而增加疾病的发生机会。

性交频繁,必然促使能量的高度消耗和相应器官的疲劳,中枢神经也会由兴奋转向抑制。因此,超越生理限度的性生活,对老年人的身心健康是不利的。平时中老年人应加强各方面的休养,多参加一些体育活动,远离色情场所,丰富充实生活内容,久则自然,充分体会水能浮舟,亦能覆舟。房中之事,能生人,也能杀人。精盈必泄,贵在节宣。现实生活中因"日日花前常纵酒,不辞镜里朱颜瘦"的人,发生早泄、阳痿、不射精等性功能疾病,以及早衰、早夭的事,是确实存在的。

🌿 小贴士

判定性生活是否过度,每人应根据自己的实际情况参考,综合判定。第二天精神状态是否疲惫倦怠、萎靡不振。第二天自我感觉是否头重脚轻、周身无力。一段时间内由于性生活是否有耳鸣目眩、腰酸腿痛、气短心悸、虚汗淋漓、失眠多梦、面容憔悴。以上症状都可能由性生活过度引起,可谓是一种"红色信号"。性行为是一种特殊的活动,没有什么一成不变的常规可循,而应根据人的具体情况,正确地对待。

(2)忌忍而不泄

有的人由于受传统观念的影响,把性生活过程中的泄精,当成有损元气,而忍而不泄,其实这样是有害的,主要有以下几点。

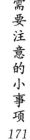

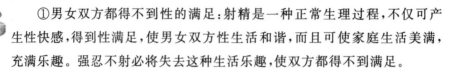

①男女双方都得不到性的满足：射精是一种正常生理过程，不仅可产生性快感，得到性满足，使男女双方性生活和谐，而且可使家庭生活美满，充满乐趣。强忍不射必将失去这种生活乐趣，使双方都得不到满足。

②忍精不射容易发生性功能紊乱：性反应过程是一种自然过程，人为地加以干扰或控制会使性功能发生紊乱，忍精是通过大脑克制的，这种克制可产生抑制作用，容易发生性功能障碍。有些人患有"不射精症"，就是因为"强忍"引起的。

③逆行射精造成不育：性高潮时输精管、精囊、前列腺和尿道肌肉发生节律收缩，射精必须发生，要克制也无济于事。如果强行用手捏住使精液不能排出，精液往往会被迫向后方冲破膀胱内口进入膀胱，形成"逆行射精"。长期如此可形成条件反射，使逆行射精经常发生，造成不育。

④易出现性功能障碍或神经衰弱：有些人强忍不射怕丢失精液，认为精液是人体的精华。实际上精液不过是一种分泌物，不通过射精排出，必然由遗精或随着排尿而流失。而存在这种想法往往是多种性功能障碍或神经衰弱的根源。

（3）忌情志过激与疲劳

性生活要心意平和，不可过分激动。唐代医学家孙思邈说："大喜大悲，皆不可交阴阳。"而且指出："人有所怒，血气未定，因以交合，令人发痈疽。"《寿世保元》亦指出："恐惧中入房，阴阳偏虚，自汗盗汗，积而成劳。"由于有其他外部因素，中老年性生活过程中，男女双方恐惧不释，轻者伤害身体，重者可使男性阳痿不举。现代医学认为，情志过激过性生活，过于高兴，一是引起早泄，二是会诱发心血管疾病。中医认为，七情太过为过性生活之大忌，即过喜、过怒、过忧、过思、过悲、过恐、过惊对于房事都没有益处。

在身体疲乏、体力和脑力疲惫、精力不足时，应避免房事，否则损伤肾气，伤害身体。男女双方有一方精力不济，易引起早泄，草草了事，影响性生活的和谐。《黄帝内经·素问》指出，"因而强力，肾气乃伤，高骨乃坏。"

强力过性生活,则精耗,精耗则伤肾,肾伤则髓气内枯,腰痛不可俯仰。所以说,欲不可强求,尤其是年老体弱者,更应慎之。

(4)忌体外排精

在性交过程中临射精时将阴茎抽出阴道,精液排于体外,能避免受孕。但是,在射精之前可有少量精液流出,导致避孕失败,故只能作为临时应急措施。体外排精对男女的性感受都有不良影响。许多男性从生理或心理上不能接受体外排精法,为了恰到好处地抽出阴茎,不得不时时留意。某些男性在这种精神压力下可导致阳痿,特别是有早泄者更易发生阳痿。体外射精的感觉也不如在阴道内射精那样美妙。体外射精对女方也有很大的影响。当女性的性紧张和性兴奋程度已临界高潮时,正常的性交中断,高潮再也不能出现,充血和神经刺激略有下降,然后持续在一个较高的水平线上。这种没有性高潮的性行为,性紧张要比射精前大得多,需要很长时间心理和生理才能恢复正常。这对女子来说是个难耐的过程。体外排精不可取。

(5)忌病中过性生活

患病时行房,损伤肾精,往往使病情加重,尤其是虚劳病证,更应禁忌。疾病初愈,气力未复,故不宜过性生活,否则易致疾病复发或延迟康复。另一个原因是由于缺乏医学知识,夫妻间若一人患传染性疾病且在急性期时,如果此时过性生活,很容易传染给对方。如病毒性肝炎、肺结核、流行性感冒等,接触密切则传播得最直接;若患上疥疮、癣等皮肤病,同床共枕更是便于传染给对方。此外,妻子若患霉菌性阴道炎或阴道滴虫,在性接触中易伤丈夫。若一方患有性传染性疾病更应避免在疾病传染期过性生活。

(6)忌浴后过性生活

浴后立即过性生活会引起性功能障碍,或对健康有危害。因为人体内各个脏器的血液分布是有一定量的。如一个体重为 60 千克的人,在安静状态下,每分钟血液流经肾脏约 1200mL,脑和脊髓 750mL,流经肝、脾等内

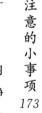

脏1500mL，流经骨骼肌850mL，心肌250mL，皮肤450mL，其他部位350mL，总共约为5400mL。当一个器官工作加重，其他器官的血液就会流向它。当过性生活时需要大量的血液流向性器官，而浴后血液大量地存积在皮肤浅表的血管中，造成性器官供血不足影响性功能。故浴后不宜立即过性生活。高血压、冠心病、贫血患者，浴后会出现相应器官的缺血，性生活后往往可造成严重后果。

（7）忌女性"三期"过性生活

女性的月经期、孕期、产褥期称为"三期"。夫妻性生活对女方"三期"保健是不利的。在月经期控制不住而过性生活，易发生女性生殖器官的炎症和月经不调；妊娠早期过性生活易发生流产，晚期过性生活易引起早产或宫内出血、感染等；分娩后不久过性生活，可能引发产褥热而后果严重；哺乳期年轻母亲体力和精力消耗大，加上婴儿吵闹，夜晚往往休息不好。如果夫妻分床睡觉，则可避免上述种种不妥，有益于妻子的"三期"保健。

（8）忌凭借春药过性生活

房中之事，应顺其自然。清代医学家徐大椿说："故精之为物，欲动为生，不动则不生，故自然不动者有益，强制者有害，过用衰竭，任其自然而无勉强，则自然之法也。"如果滥用壮阳药，一味增强性欲或提高性生活能力，则犹如杀鸡取卵，更使精竭肾衰。唐代医学家孙思邈也说："贪心未止，兼饵补药，倍力行房，不过半年，精髓枯竭"。古代皇帝借春药寻欢作乐早夭折寿的屡屡事例，便是对这一禁忌的最好说明。

（9）忌气候异常过性生活

气候突然变化时，身体要调节自身的内环境以适应外在环境的变化。此时夫妇过性生活，可以降低身体适应外在环境变化的能力，易受病邪的侵袭而发病。大寒时过性生活，易使人体阳气受损，恢复变慢，容易患一些虚寒性疾病。天气大热时过性生活，更易耗精，易患虚热性疾病。雷霆风雨之时，心神不安其所，易使男性患勃起功能障碍。唐代医学家孙思邈认为，大风、大雨、大雾、大寒、大暑、雷电霹雳、天地晦冥、日月薄蚀、虹霓地动等时令和自然界气候突变,在过性生活时则应加以回避,如果犯此禁令,会使"损男百倍,令女得病。"

(10)忌忍大小便过性生活

《养性延命录》指出:"欲小便忍之以交接,令人得淋病,或小便难,茎中痛,小腹强。"膀胱充盈即欲小便,这时不先排小便而行房事,充盈的尿液易于渗漏到开口的射精总管及前列腺排泄管,尿液的化学刺激易致后尿道的无菌性炎症,造成尿意不尽、尿频等症状。欲大便而先行房事,使肠道郁滞,气血运行不畅,造成肛门病变。故古代医学家说:"忍大便行房欲得痔"。

(11)忌环境恶劣过性生活

性生活环境宜隐秘、安定、干净、舒适。这样不仅能充分感受性的欢乐,而且符合性事卫生。环境恶劣,使人心神不安,神气浮越,有损健康。首先,性事环境必须具有密闭性,以免外界干扰造成性事中断或性功能障碍。如临床上曾有一对夫妇,因住房紧张,与父母同住一室,中间以布帘隔开。其夫性生活时因惧怕其父母听见,以图快速完事而致早泄。在一偏僻农村存在着一种在新婚之夜"听房"的恶习,"听房"者隐藏在床下,有一新婚夫妇性事正浓时,听房者即忍禁不住而嬉笑,突然爬出,这突然的意外,使新郎惊恐,随之出现阴茎不能勃起。

如果男性思想上存在着性交环境有受外界干扰的可能性,就会影响男性性能力的发挥。譬如午休时,有的夫妇欲行房事,但丈夫因存有可能外人闯入的想法,往往不能完成性交。注意力集中于性爱之中是男性顺利完成性事的条件之一。如果一旦受到干扰,注意力就很难再集中起来。假如正在性生活之际,电话铃突然响了或孩子叫等,这些都会分散注意力,降低激动不已的情绪。所以,性事前,要让孩子熟睡,门要扣上,电话暂时挂上。当然,环境的安静时常是不由人意志为转移的。事实上,有不少人就是因为环境不好,受了某种惊吓而患了阳痿。

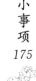

附录 补肾固精需要注意的小事项

175

（12）忌饱食过性生活

中老年人亦不可饱食过性生活。《寿世保元·老人》说："饱食过度，房事劳损，血气流溢渗入大肠，时便清血、腹痛，病名肠癖。"成年男性诸事繁杂，家庭中大多事情要由男士亲自参与或决定。情绪紧张已对进食量有所影响，如果不按时定量进餐而时常暴饮暴食，身体和性功能的衰退则是指日可待。现代医学研究证明，过饱可使肠胃受损而影响情绪与睡眠，情绪与睡眠较差又会影响进食，从而形成恶性循环。在此种情况下多感疲惫不堪，自然又会影响性生活的和谐。为了中老年人的身体健康、性生活的和谐，"宜少忌多"应成为中老年的饮食准则。老年人胃肠道消化功能降低，如果饮食过量，极易造成胃肠负担过重，出现嗳气、腹胀、腹泻等症状。长此以往，会导致肾精化源不足，使得性功能衰退。

（13）忌饥饿过性生活

中老年人亦不可饥饿过性生活，饥饿过性生活也是房事保健的大忌，饥饿过性生活同样会损害人的健康，对健康造成不利的影响。古人说："肚饥交感百神悲，气出神昏五脏衰，此是仙家名百福，一交胜似百交疲。"所以，房事前宜补充营养，当房室劳累与紧张时，很可能出现头昏气短、精力涣散的现象，素体较弱者尤是如此。房事前在饮食中应有意识地多吃些富含蛋白质的食物，如牛奶、鸡蛋等。并注意均衡摄取多种营养素，才可使体内营养充足而精力充沛。

（14）忌经常借性消愁

人之"七情"即喜、怒、忧、思、悲、恐、惊，而其中最多见则是忧、思、悲等，即心情不好，情绪低落。心理学家调查发现，一些夫妇心情不愉快，其原因或是工作方面受到挫折，或是人际方面遇到冷待，或是夫妻双方发生了冲突。此时，如果双方都有改善恶劣情绪的想法，都想通过其他行动如性生活来转移注意力，减轻心理压力，那么无论是双方主动或一方主动，另一方接受邀请而发生性行为，对于双方的心理与身体都具有一定的益处。所谓"一日夫妻百日恩"，"夫妇打架不记仇，床头打来床尾和"，就是这个意思。通过性生活可以延缓自己情绪的压力,不让人们处于激情之中作出违反常理甚至伤人毁物之事,无疑是好的行为,可视为正常现象,是人体自我保护的一种措施。但是,如果经常"借性消愁",甚至不顾配偶的意愿而强行性交,则弊处就很多了。因为在双方心情不好,或一方不配合的情况下,大脑皮层往往处于一种抑制状态,性兴奋不容易提高,或者提高速度缓慢,神经反射显得十分迟钝,性活动的质量未必理想,随即而来的性交高潮与情欲激昂的程度都会大打折扣,有时甚至会因为心烦意乱,性冲动无法"启动",出现阳痿、不射精或女子性冷淡、性交痛等不良现象。低质量的性生活往往是诱发心理因素所致性功能障碍的原因,更糟糕的是,还会引起夫妇感情上的不和。强行进行性生活的一方,虽然可以得到性满足,但见到配偶的不悦也未必会愉快。相反,被迫进行性生活的一方,性功能必然不能很好地发挥,往往得不到性满足,对配偶的鲁莽行为十分反感,越发会加重心情不愉快。这些不和睦现象,反过来又会增加今后性功能障碍的机会,得到的只是"借性消愁愁更愁"。因此,不应该单纯地依靠性生活来"借性消愁",应该通过正常途径,加强夫妻间的思想交流,相互谅解,达到化解矛盾、保持精神愉快的目的。

(15)忌压力过大损伤性功能

绝大多数中年男性都有为事业、为爱情、为家庭出人头地的想法。绝大多数男性也在为此而在不知疲倦的奋斗。而从心理方面来看,大多数人绝对地相信自己的力量能超过他人,会把自己的事业经营得很出色。然而,在每个人的一生中,总是会遭受许许多多的不如意,并不是每个人都具备足够的解决能力,因而会产生"失落感"。此时,他们往往以超负荷的工作与意志来证实自己的能力。各种超负荷的压力对人的性生活会产生极端的负面影响。也就是说,压力和疲劳是性激情的杀手。一个人没有时间和精力享受性生活,将意味着他没有时间和精力享受美好的人生。在我国,有人调查显示,30.9%的人认为令他们性生活减少的直接原因就是"工作压力"。由于压力增大,无性婚姻也逐渐增多。久而久之,家庭也可能由于缺少性生活,而造成夫妻间疏远,导致婚外恋或是离婚。从性健康和婚姻角度来看,每天工作7～8个小时,对婚姻来说比较"安全"。

(16)阴囊瘙痒最忌乱抓

一位40多岁的中年男性上厕所时,觉得自己阴囊发痒,就用手去抓,结果将该处血管抓破,血流不止,不得已只能用手捏住阴囊,并迅速赶往医院求助。临床上,像这位先生这样将阴囊抓得鲜血直流的现象虽然不常见,但抓得轻微流水、结痂的状况却相当普遍,而且很多男性并不以此为意。以前在门诊中曾有这样一个患者。他是一名司机,由于连续开车,出现阴囊潮湿、瘙痒不适的症状。但他自认为小事一桩,自己在家尝试用温水烫洗,用手抓挠止痒,结果,皮肤被抓破了,血水和黄水淋漓。结痂后,稍微出汗,阴囊皮肤就如被麦芒扎般刺痒,令他坐立不安。妻子怀疑他沾染了性病,两人吵着到医院做检查。其实,阴囊瘙痒在男青年中相当常见,因为阴部皮肤受到汗液浸渍、内裤摩擦等影响,或者因体内缺乏维生素 B_2、真菌引起的阴囊炎,以及阴囊部位出现神经性皮炎、湿疹等,都可能导致这种状况。尤其不应自行用碘酒、治癣药水、大蒜等杀菌,最忌挠抓、摩擦、烫洗,肥皂、盐水、碱水均不宜使用。上述多种病因,患者往往不能自己区分,且治疗方法各异,所以必须请专科医生诊断。

(17)骑车宜注意姿势

自行车是我国国民重要的代步工具。但是最近国外的一项研究却发现,经常骑车会对男性的性功能造成损害。研究结果显示,人们骑车的次数越多,患阳痿或失去性欲的概率就越大。对于男性来说,骑自行车真的有那么多的危害吗?如何才能避免这种情况发生呢?

科学家们使用了各种复杂的仪器来进行验证,他们表示,当人们坐在普通椅子上时,其会阴部分并不需要担负太大的压力,而当人们骑上自行车时,人体所受的重量都压迫在会阴部,这时人的会阴部位所承担的压力要比平时高出7倍。国内也有学者指出,现在的自行车车座都很小,前端又很尖,有的甚至往上翘。当人们特别是男性骑车时,全身重量压在会阴部,前面还被坐垫的尖端顶着,这样时间长了,相关区域的性器官组织的血液循环就会不太通畅,血液就容易淤积于此,引起盆底充血,出现如前列腺等的炎症,使整个生殖器官系统都感觉不舒服,会在一定程度上影响到男性的性活动。

不过,学者们认为只要男性比较放松,骑车时姿势正确,时间不过长,不过分压迫性器官组织,一般来说也不会造成太大的损害。也有专家建议,不得已选择自行车作为交通工具的男性可以将车座进行适当的调整,如将车座布置得软一些、凹一些,并且能尽量短程骑车,这样就能将其危害降到最低了。也有专家认为,骑车时只要不是太别扭,时间也不要过长,它所引起的全身性运动还有可能对性功能有改善作用。如果骑自行车特别是赛车式自行车时,身体前倾,脚蹬踏板,自行车坐垫就会刺激到会阴部,起到局部按摩的作用。若能坚持每天适当骑车,骑车姿势正确,坐垫高低适中,不仅对会阴部有好处,而且对阴茎勃起功能还有一定帮助。

(18)忌性生活后喝凉水

性生活是一项精神、心理和身体的剧烈活动,如果性生活后马上喝凉水,只得到了身体上暂时的舒服,但这样不仅不利于精神的恢复,还会对身体产生很多不良的影响。虽然房事后喝凉水的诸多危害现在还没有得到充分的论证,但它对胃肠道和血压的影响已越来越显而易见。在"同床"过程中,周身的血液循环加快,迷走神经兴奋,血管扩张,会表现为血压升高、心跳加快、胃肠蠕动增强、皮肤潮红、汗腺毛孔开放而多汗等情况。如果在性生活后急着喝凉水,会导致周身的血管收缩,如胃肠道的血管在充血状态未恢复之前,突然遇冷收缩,引起胃肠不适或绞痛,甚至是胃痉挛;凉水还会刺激已扩张的心脑血管,导致血压的变化,对有心脑血管病的人来说,容易诱发心脑血管疾病;性器官充血时喝冷水,还可能使有些敏感体质的人出现下腹坠胀等不适。所以,如果感到口渴时,不妨先饮少量温水。

(19)分居独宿有利于控制情欲

性生活实则是性爱与情爱的高度统一,情爱是性爱的催化剂,尤其是对于情爱较深的中老年人,在性爱上则易出现过度,而过度不节,则损害身心健康,而独卧无疑是解决情欲过盛的最好办法。

古人认为,独卧则心神安宁,耳目不染,易于控制情欲,特别是壮年情欲易动难制者,可采取此法。对于有的情欲炽盛,以及素体阴虚、相火妄动者,分居独宿是最好的养精保精方法。对于患病之人,更应主张独卧静养,以养精气,疗疾养病。历代医学家也认为,神气坚强,老而益壮,皆本于肾精,只有保精全神,才可长寿,但并非说老年人只有绝欲才能长寿。近年来,国内外不少研究也都证明,老年人性功能减退并不等于没有房事能力,年过六七十岁的老年人还普遍保持着良好的性功能,但要加以节制,视其体质强弱加以调节。

二、补肾固精要顺应四时

自然界的季节年复一年,周而复始地更替变化,这已成了一个规律。正是因为有了四季更替,万物才得以春生、夏长、秋收和冬藏。正如《黄帝内经·素问》所说:"阴阳四时者,万物之终始也,死生之本也。逆之则灾害生,从之则苛疾不起,是为得道。"这个意思是说,人要顺从自然界的规律,只有顺从自然,尊重自然,人才能健康,没有疾病的发生。作为人的性生活,是一种生命活动,一种自然界中最普遍的现象,当然不能例外。那么究竟如何根据季节的变化,对性生活进行不同调节呢?就是古人所说的"从之则治,逆之则害",性生理活动要与自然四季变化相吻合。在保健、季节和性生活三者之间的关系中,如果某个季节性调节不当,不仅有损于该季节相应的脏器(春应肝,夏应心,秋应肺,冬应肾),而且还会牵连其他脏器,并且给下一个季节的机体健康带来各种不利的影响。

(1)春季性保健

春为四季之首,万物复苏,气象更新,充满蓬勃生机。在这种"天地俱生,万物以荣"的季节里,人的思想意识及身体活动应顺应自然的变化,身心保持畅达的状态。此时性生活较冬季应有所增加,至少不能对其加以过分的制约。适度增加性生活,有助于机体各组织器官的新陈代谢,有利于身体健康。

(2)夏季性保健

夏日来临,花木繁茂,生息旺盛,阳气浮长。此时人的心情愉快,性的欲望也相对增强,性生活应随其意愿,顺于自然,但不能太过,太过则伤肾。《养生镜》说:"夏之一季是脱精之时,此时心旺肾衰,液化为水。"提出"独宿调养",这就是告诫人们,由于夏季性生活频繁,要节制房事以固精益肾,不要太过,精足神则旺,古人又称为"精补"。

(3)秋季性保健

秋季,金秋肃杀,草木凋落,四处寒蝉,天气由热转寒,处于"阳消阴长"的过渡阶段,人体的生理活动也随之相应改变。因此,秋季保健不能离开"收养"这一原则,就是说,秋季保健一定要把保养体内的阴气作为首要任务。人们应该定神宁志,克制欲望,减少性生活,使体内的阳气不再过多地向外发泄,以贮藏精气,为抵御冬季的严寒做准备。

(4)冬季性保健

冬季阳伏于下,阴气盛极,天气寒冷,万物收藏,自然界一切生物处于养精蓄锐的冬眠状态。人体则表现为新陈代谢缓慢,肾脏应冬气而旺,发挥闭藏潜阳职能。因此,冬季保健的基本原则仍然是《素问·四气调神大论》中的格言:"春夏养阳,秋冬养阴"。在这种严冬降临、冰封雪飘、阳气潜藏、万物潜匿的季节应节制性生活。如果恣情纵欲,势必导致体内的精气过多地外泄,机体抗病能力低下,容易引发各种疾病,而且会失去明春的良好开端。中医"冬不藏精,春必病温"包涵了严冬节制房事的道理。从这个意义上说,冬季性生活的调谐,是四季调谐的关键,切不要等闲视之。